MARA KANE

AF280370

Leichter Leben mit Lachfalten

Mit Humor, Genuss und einer Prise Selbstironie zum Wohlfühlgewicht

Impressum:

Bibliografische Information der Deutschen Nationalbibliothek: Die Deutsche Nationalbibliothek verzeichnet diese Publikation in der Deutschen Nationalbibliografie; detaillierte bibliografische Daten sind im Internet über dnb.dnb.de abrufbar.

Die automatisierte Analyse des Werkes, um daraus Informationen insbesondere über Muster, Trends und Korrelationen gemäß §44b UrhG („Text und Data Mining") zu gewinnen, ist untersagt.

Verlag: BoD · Books on Demand GmbH, Überseering 33, 22297 Hamburg, bod@bod.de

Druck: Libri Plureos GmbH, Friedensallee 273, 22763 Hamburg

ISBN: 978-3-8192-2636-6

Inhaltsverzeichnis

Vorwort

Liebe Leserin, lieber Leser,

wenn Sie dieses Buch in den Händen halten, haben Sie vermutlich schon mindestens drei Diäten hinter sich, fünf Fitness-Apps installiert und deinstalliert und kennen die Kalorientabelle besser als Ihr Geburtsdatum. Willkommen im Club! Sie sind hier genau richtig, denn dies ist kein gewöhnlicher Ratgeber – es ist eher eine Art Überlebenshandbuch für alle, die sich im Dschungel der Ernährungstrends, Fitness-Mythen und Wellness-Weisheiten hoffnungslos verirrt haben.

Lassen Sie mich eines gleich klarstellen: Dies ist kein Buch, das Ihnen verspricht, dass Sie in zwei Wochen aussehen werden wie ein Fitness-Model. Wenn Sie nach einem Ratgeber suchen, der Ihnen erklärt, wie Sie sich ausschließlich von Kohlsuppe ernähren oder täglich um 5 Uhr morgens Marathon laufen sollen – dann legen Sie dieses Buch bitte schnell wieder zurück und greifen Sie zu etwas Masochistischerem.

Stattdessen erwartet Sie hier eine ehrliche, manchmal schmerzlich ehrliche, aber immer humorvolle Reise durch die Höhen und Tiefen des Abnehmens. Wir werden gemeinsam lachen über gescheiterte Diätversuche, uns solidarisch die Hände reichen beim Kampf gegen den inneren Schweinehund und feststellen, dass eine Tafel Schokolade manchmal tatsächlich die beste Lösung sein kann – therapeutisch versteht sich.

Dieses Buch ist entstanden aus jahrelanger Feldforschung im Bereich „Trial and Error" und unzähligen Selbstversuchen mit mehr oder weniger erfolgreichen Abnehmmethoden. Es basiert auf echten Erfahrungen, echten Rückschlägen und echten Erfolgen. Und ja, alle peinlichen Geschichten sind wahr – ich habe sie nur leicht verfremdet, um die Unschuldigen (und mich selbst) zu schützen.

Was Sie nicht finden werden: Strenge Verbote, erhobene Zeigefinger oder die Aufforderung, Ihr Leben komplett umzukrempeln.

Was Sie stattdessen bekommen: Praktische Tipps, die tatsächlich im echten Leben funktionieren, jede Menge Humor und die beruhigende Gewissheit, dass Sie nicht alleine sind mit Ihrem Kampf gegen die Waage.

Betrachten Sie dieses Buch als einen guten Freund, der Sie durch die Höhen und Tiefen Ihrer Abnehm-Reise begleitet. Einen Freund, der Sie nicht verurteilt, wenn Sie vom Weg abkommen, der mit Ihnen lacht, wenn alles schiefgeht, und der Sie daran erinnert, dass der wichtigste Schritt manchmal der ist, einfach weiterzumachen – auch wenn der Kühlschrank ruft.

In diesem Sinne: Schnallen Sie sich an, machen Sie es sich bequem (ja, auch auf der Couch) und bereiten Sie sich auf eine Reise vor, die zwar nicht immer gradlinig verläuft, aber dafür umso unterhaltsamer ist. Und denken Sie immer daran: Rom wurde auch nicht an einem Tag erbaut, und kein Sixpack entstand je durch eine einzelne Fitness-Einheit.

Mit augenzwinkernden Grüßen,
Mara Kane

P.S.: Sollten Sie während des Lesens Hunger bekommen – keine Sorge, das ist völlig normal. Ich empfehle, immer einen Notfall-Apfel (oder eine Notfall-Praline) in Reichweite zu haben. Nur für den Fall der Fälle, versteht sich.

Der Kühlschrank und ich: Eine toxische Beziehung

Kennen Sie das? Es ist 22:30 Uhr, Sie liegen gemütlich auf der Couch, der Film läuft, und plötzlich hören Sie dieses verführerische Surren aus der Küche. Ihr Kühlschrank ruft nach Ihnen, wie eine Sirene die armen Seemänner. „Komm zu mir", flüstert er, „Ich habe da noch ein Stückchen Käse von gestern, und die Salami ist auch noch so einsam ..."

Mein Name ist Sandra, und ja, ich führe eine höchst komplizierte Beziehung mit meinem Kühlschrank. Manchmal denke ich, er ist schlimmer als jeder Ex-Freund, den ich je hatte. Er ist manipulativ, besitzergreifend und weiß genau, wann ich am schwächsten bin. Und das Schlimmste: Mein Mann Thomas findet das auch noch lustig!

Lassen Sie mich Ihnen von unserem typischen Tagesablauf erzählen. Morgens beginnt alles ganz harmlos. Ich öffne die Tür nur kurz für die Milch zum Kaffee. Ein schneller, professioneller Griff, keine Blickkontakte, keine tieferen Gefühle. Aber der Kühlschrank ist geduldig, er weiß, dass der Tag noch lang ist. Mittags wird es schon kritischer. Da stehe ich vor ihm und überlege, was ich essen könnte. „Nimm doch den Salat", sage ich zu mir selbst, während mein Blick wie magisch zu der Packung Pudding wandert, die sich so unschuldig hinter den Möhren versteckt. Der Kühlschrank kennt meine Schwächen – er weiß genau, wo er seine Verlockungen platzieren muss.

Aber das wahre Drama spielt sich nachts ab. Thomas schnarcht friedlich vor sich hin, während ich mich wie eine Diebin in meine eigene Küche schleiche. „Nur kurz nachsehen, ob noch alles in Ordnung ist", rede ich mir ein. Ha! Wen will ich hier eigentlich anlügen? Der Kühlschrank empfängt mich mit seinem sanften Licht, das die Küche in einen magischen Schein taucht. Es ist wie ein Spotlight auf einer Bühne, und ich bin die Hauptdarstellerin in dem Stück „Mitternachtssnack – Das Musical".

Im Laufe der Jahre habe ich eine beeindruckende Sammlung an Ausreden entwickelt: „Ich muss kontrollieren, ob die Milch noch gut ist." Oder: „Die Erdbeeren müssen dringend gegessen werden, sonst verschimmeln sie." Mein absoluter Favorit ist: „Käse ist eigentlich sehr gesund, da ist viel Calcium drin." Und natürlich der Klassiker: „Ein kleiner Happen hilft mir beim Einschlafen."

Neulich hatte Thomas die grandiose Idee, unseren Kühlschrank mit einem dieser intelligenten Systeme aufzurüsten. Jetzt macht er Fotos vom Inhalt und sendet sie direkt auf unsere Handys. „Damit wir beim Einkaufen wissen, was wir brauchen", meinte Thomas stolz. In Wahrheit ist es wie eine Überwachungskamera für meine nächtlichen Eskapaden! „Schatz, warum fehlt der Joghurt, der gestern noch auf dem Foto war?", fragt Thomas am nächsten Morgen mit diesem wissenden Grinsen. Tja, warum wohl? Vermutlich hat ihn der Kühlschrank-Kobold geholt …

Die Anziehungskraft eines Kühlschranks ist übrigens wissenschaftlich messbar. Sie steigt exponentiell mit der Uhrzeit – ab 21 Uhr verdoppelt sich die Anziehungskraft stündlich. Auch der Stress-Level spielt eine wichtige Rolle, genauso wie die Anzahl der Diät-Vorsätze und interessanterweise auch die Menge an gesunden Lebensmitteln im Haus. Je mehr Gemüse im Kühlschrank ist, desto magnetischer wird auf einmal die Butter-Schublade.

Letzte Woche haben wir einen Versuch gestartet, unsere toxische Beziehung zu beenden. Ich habe den Kühlschrank mit Fotos von Bikini-Models beklebt. Das Ergebnis? Ich esse jetzt mit geschlossenen Augen – Problem gelöst! Thomas hat daraufhin vorgeschlagen, dass wir eine Art Kühlschrank-Verhaltenskodex aufstellen: Keine Besuche nach 20 Uhr, Türöffnungen auf maximal 3 pro Tag beschränken, gesunde Snacks auf Augenhöhe, Süßigkeiten ganz unten. Ich habe noch „Ein Vorhängeschloss" vorgeschlagen, aber das fand er dann doch etwas übertrieben.

Nach vielen Jahren der Auseinandersetzung mit meinem kühlenden Komplizen habe ich eines gelernt: Es liegt nicht am Kühlschrank. Er ist nur der Überbringer der Botschaft, nicht die Botschaft selbst.

Die wahre Herausforderung liegt in unserem Kopf, in unseren Gewohnheiten und in der Art, wie wir mit Stress, Langeweile oder Emotionen umgehen.

Vielleicht ist es an der Zeit, unsere Beziehung neu zu definieren. Der Kühlschrank und ich, wir könnten Freunde werden, statt in dieser toxischen Abhängigkeit zu verharren. Er könnte mein Verbündeter sein auf dem Weg zu einem gesünderen Lebensstil, statt mein nächtlicher Verführer.

Während ich diese Zeilen schreibe, sitze ich hier mit einem Glas Wasser (ja, wirklich!) und denke darüber nach, wie viele von Ihnen sich in dieser Geschichte wiedererkennen. Vielleicht schmunzeln Sie gerade und nicken wissend. Vielleicht werfen Sie auch verstohlen einen Blick in Richtung Ihrer eigenen Küche.

Eines ist sicher: Der Weg zu einem gesünderen Leben führt nicht über die komplette Verbannung aller Leckereien aus unserem Kühlschrank. Er führt über ein besseres Verständnis unserer selbst und unserer Gewohnheiten. Und manchmal hilft es auch einfach, darüber lachen zu können.

P.S.: Falls Sie sich fragen, ob ich während des Schreibens dieses Kapitels den Kühlschrank besucht habe – die Antwort lautet: nur zweimal. Das nenne ich mal Fortschritt! Ein Kühlschrank ist wie ein guter Krimi – die spannendsten Dinge passieren immer nachts, aber nicht alle Geheimnisse müssen gelüftet werden.

Im nächsten Kapitel erfahren Sie, wie Sie realistische Ziele setzen – und warum „Nie wieder Schokolade" ungefähr so realistisch ist wie „Ich werde morgen früh Marathon laufen". Bleiben Sie dran!

Realistische Ziele: Vom Diät-Guru zum Genießer

„Ab Montag wird alles anders!" – Wie oft haben Sie diesen Satz schon gehört oder selbst gesagt? Vermutlich genauso oft wie „Diesmal ziehe ich es wirklich durch!" oder „Ab heute nur noch Salat!". Tja, und wie das dann meist endet, wissen wir alle: Mit einem Gesicht voller Schokolade, während wir uns schwören, dass es ab nächstem Montag aber wirklich losgeht.

Ich kann ein Lied davon singen. In meinen wildesten Diät-Zeiten hatte ich Ziele, die selbst Olympioniken zum Schmunzeln gebracht hätten. Fünf Kilo in einer Woche abnehmen? Klar, kein Problem! Komplett auf Kohlenhydrate verzichten? Logo, wird gemacht! Jeden Tag zwei Stunden Sport? Aber selbstverständlich! Mein Mann Thomas hat diese Ankündigungen immer mit einem vielsagenden Lächeln quittiert. Er kennt mich eben zu gut.

Ich erinnere mich noch an meine letzte „große Ankündigung". Es war an einem Sonntagabend, nach einem üppigen Raclette-Essen. Ich stand vor dem Spiegel, betrachtete meine Silhouette von allen Seiten und verkündete feierlich: „Ab morgen werde ich nur noch gedämpftes Gemüse essen, jeden Morgen um fünf Uhr joggen gehen und innerhalb von vier Wochen in meine Jeans von vor zehn Jahren passen!" Thomas verschluckte sich fast an seinem Wein und fragte nur: „Die Jeans, die du damals bei unserem ersten Date getragen hast? Die liegt doch schon seit Jahren auf dem Dachboden und wartet auf ihre Wiedergeburt."

Ja, genau diese Jeans. Sie ist so etwas wie der heilige Gral in meinem Kleiderschrank – oder besser gesagt auf dem Dachboden. Ein Symbol für alle unrealistischen Ziele, die wir uns so setzen. Dabei wissen wir doch eigentlich, dass radikale Veränderungen selten funktionieren. Es ist wie mit Neujahrsvorsetzen: Je größer und ambitionierter sie sind, desto schneller landen sie in der Schublade der gescheiterten Träume.

Aber was sind denn nun realistische Ziele? Nun, lassen Sie mich Ihnen von meinem Weg erzählen, wie ich vom selbsternannten Diät-Guru zur entspannten Genießerin wurde. Es begann damit, dass ich eines Tages beschloss, ehrlich zu mir selbst zu sein. Nicht die „Ich esse ja kaum etwas"-Ehrlichkeit, sondern die echte, schmerzhafte, „Ja, ich habe gestern Abend heimlich eine ganze Packung Kekse gegessen"-Ehrlichkeit.

Der erste Schritt war, ein Ernährungstagebuch zu führen. Nicht eines dieser geschönten Exemplare, die man seiner Ernährungsberaterin zeigt, sondern ein brutal ehrliches. Thomas fand das anfangs befremdlich, besonders als ich anfing, Fotos von allem zu machen, was ich aß. „Du entwickelst dich zu einer Food-Influencerin", scherzte er. Aber wissen Sie was? Diese Fotos haben mir die Augen geöffnet. Besonders das Bild von meinem „kleinen Nachmittagssnack", der sich als komplettes Butterbrot-Buffet entpuppte.

Die nächste Erkenntnis war, dass kleine Schritte oft weiter bringen als große Sprünge. Statt „Nie wieder Schokolade" wurde daraus „Heute nur ein Stück statt der ganzen Tafel". Statt „Täglich zwei Stunden Sport" wurde es „Erstmal die Treppe nehmen statt den Aufzug". Und wissen Sie was? Diese kleinen Veränderungen fühlten sich plötzlich machbar an. Keine überfordernden Monster-Vorsätze mehr, sondern kleine, verdauliche Häppchen der Veränderung.

Thomas unterstützte mich dabei auf seine ganz eigene Art. Als ich verkündete, dass ich ab sofort nur noch Quinoa und Chiasamen essen würde, servierte er mir abends kommentarlos eine riesige Schüssel davon – garniert mit einem einzelnen Gummibärchen als Dekoration. Seine Botschaft war klar: Realismus statt Radikalismus.

Ein weiterer Wendepunkt war die Erkenntnis, dass Gesundheit nicht in Konfektionsgrößen gemessen wird. Mein Körper ist kein Projekt, das bis zum Sommerurlaub fertig sein muss. Er ist mein treuer Begleiter, der es verdient hat, mit Respekt und Verständnis behandelt zu werden. Das klingt jetzt vielleicht ein bisschen esoterisch, aber glauben Sie mir, diese Einstellung verändert alles.

Ich entwickelte ein System der „Drei-Tage-Regel": Neue Gewohnheiten werden erst einmal drei Tage lang getestet. Klingt machbar, oder? Drei Tage kann man fast alles durchhalten. Wenn es sich nach diesen drei Tagen gut anfühlt, verlängere ich um weitere drei Tage. Wenn nicht, wird nachjustiert. So entstand zum Beispiel meine neue Morgenroutine: Statt gleich um fünf Uhr joggen zu gehen, fange ich mit zehn Minuten Dehnen an. Das klingt nicht nach viel, aber wissen Sie was? Ich mache es tatsächlich. Jeden Tag. Seit vielen Monaten.

Apropos Bewegung: Auch hier musste ich meine Ziele anpassen. Meine Vorstellung vom schweißtreibenden Hochleistungssport wich der Erkenntnis, dass auch ein flotter Spaziergang mit der Nachbarin wertvoll ist. Besonders wenn dabei der neueste Tratsch ausgetauscht wird – das trainiert zumindest die Lachmuskeln!

Ein besonders wichtiger Aspekt realistischer Ziele ist die Zeiteinteilung. Als berufstätige Frau, Ehefrau und Hobbygärtnerin (ja, auch das noch!) muss ich mir eingestehen, dass der Tag nun mal nur 24 Stunden hat. Die Vorstellung, neben allem anderen noch zwei Stunden täglich im Fitnessstudio zu verbringen, war ungefähr so realistisch wie der Gedanke, dass Schokolade ab morgen kalorienfrei sein könnte.

Stattdessen habe ich gelernt, clever zu kombinieren. Meetings im Gehen? Perfekt! Telefonieren beim Wäscheaufhängen? Klar! Kniebeugen beim Zähneputzen? Na gut, das war vielleicht keine so brillante Idee – die Zahnpasta-Spritzer an der Wand zeugen noch heute davon.

Auch meine Erfolge definiere ich heute anders. Früher war es die Zahl auf der Waage, die über gute oder schlechte Laune entschied. Heute freue ich mich darüber, dass ich drei Stockwerke hochsteigen kann, ohne nach Luft zu schnappen. Oder dass ich beim Spielen mit den Nachbarskindern nicht mehr nach fünf Minuten kapitulieren muss.

Thomas sagt, ich sei entspannter geworden, seit ich aufgehört habe, mich selbst zu überfordern. Und er hat Recht. Die alte Jeans liegt übrigens immer noch auf dem Dachboden. Manchmal schaue ich sie mir an und denke mir: „Weißt du was? Du warst ein schönes Ziel, aber vielleicht nicht meins."

Realistische Ziele zu setzen bedeutet auch, sich selbst zu verzeihen, wenn nicht alles nach Plan läuft. Der Weg zu einem gesünderen Lebensstil ist keine Autobahn, sondern eher ein verschlungener Waldweg – mit Umwegen, überraschenden Aussichten und gelegentlichen Stolpersteinen. Und das ist völlig in Ordnung.

Im nächsten Kapitel erfahren Sie mehr über die faszinierende Welt der Kohlenhydrate – und warum sie nicht der Leibhaftige in Form von Pasta sind. Aber eines kann ich Ihnen jetzt schon verraten: Auch hier gilt – der goldene Mittelweg ist oft der beste. Ganz nach dem Motto: Ein Leben ohne Pasta ist möglich, aber sinnlos!

Kohlenhydrate: Bösewicht oder bester Freund?

Ach, die Kohlenhydrate! Kaum ein Nährstoff hat in den letzten Jahren so viel Drama erlebt wie unsere süßen Freunde. Mal sind sie der Teufel in Person, dann wieder unsere Energielieferanten Nummer eins. Ich selbst habe eine bewegte On-Off-Beziehung mit Kohlenhydraten hinter mir, die turbulenter war als jede Soap Opera.

Erinnern Sie sich noch an den Low-Carb-Hype der 2000er? Ich war mittendrin, sozusagen eine Kohlenhydrat-Abstinenzlerin der ersten Stunde. „Brot? Pfui! Nudeln? Um Himmels Willen! Reis? Nicht mal mit der Kneifzange!" Mein armer Mann Thomas musste mit ansehen, wie ich unseren Vorratsschrank „entkohlte" – so nannte ich das damals tatsächlich. Die Pasta wanderte in den Keller, die Kartoffeln zu den Nachbarn, und das Brot ... nun ja, das versteckte ich auf dem Dachboden, direkt neben der legendären Jeans aus dem letzten Kapitel.

Die ersten Tage ohne Kohlenhydrate fühlten sich an wie ein Entzug. Ich schlich durch die Küche wie ein Junkie auf Turkey, schnupperte sehnsüchtig an Thomas' Butterbrot und träumte nachts von tanzenden Spaghetti. Meine Laune war irgendwo zwischen Kampfhund und Gewitterwolke angesiedelt. Thomas behauptet bis heute, in dieser Zeit hätte er ernsthaft über einen Umzug in die Garage nachgedacht.

Aber ich war wild entschlossen durchzuhalten. Schließlich hatte ich in irgendeinem Magazin gelesen, dass Kohlenhydrate direkt in Hüftgold verwandelt werden – von kleinen bösen Zwergen, die in unserem Körper wohnen. Okay, den Teil mit den Zwergen habe ich mir gerade ausgedacht, aber so ähnlich hatte ich mir das damals vorgestellt.

Die Realität sah anders aus. Nach einer Woche ohne Kohlenhydrate fühlte ich mich wie ein Smartphone mit 5% Akku. Beim Treppensteigen keuchte ich wie eine asthmatische Dampflok, und meine Konzentration war ungefähr so scharf wie Pudding.

In einem Meeting kritzelte ich statt Notizen nur Brezel-Zeichnungen auf mein Papier.

Der Tiefpunkt kam, als ich eines Nachts Thomas dabei erwischte, wie er heimlich in der Küche eine Portion Spaghetti Carbonara verdrückte. Der Geruch traf mich wie ein Vorschlaghammer der Sehnsucht. Ich stand da, in meinem ausgeleierten Schlafanzug, und heulte beim Anblick der dampfenden Pasta. Thomas, der Schatz, teilte wortlos seine Portion mit mir. Es war der beste Moment unserer Ehe – nun ja, nach der Hochzeit vielleicht.

Diese Nacht war mein persönlicher Kohlenhydrat-Wendepunkt. Ich begann zu recherchieren, diesmal aber richtig. Keine Lifestyle-Magazine mehr, sondern wissenschaftliche Studien. Und was soll ich sagen? Die Wahrheit über Kohlenhydrate ist wie so oft im Leben: Es kommt auf die Dosis und die Qualität an.

Wussten Sie zum Beispiel, dass unser Gehirn täglich etwa 130 Gramm Glukose braucht? Das sind umgerechnet ungefähr fünf Scheiben Brot. Ohne diese Energie läuft unsere graue Masse etwa so effizient wie ein Dampfkochtopf ohne Deckel. Kein Wunder also, dass ich in meiner kohlenhydratfreien Zeit den Unterschied zwischen Terminkalender und Einkaufszettel nicht mehr erkennen konnte.

Heute praktiziere ich das, was ich „intelligentes Kohlenhydrat-Dating" nenne. Morgens gibt's Vollkornbrot – ja, echtes Brot! Mittags eine Portion Quinoa oder Naturreis, und abends bin ich etwas zurückhaltender. Ich habe gelernt, zwischen schnellen und langsamen Kohlenhydraten zu unterscheiden. Die schnellen sind wie ein One-Night-Stand – kurzes Vergnügen, lange Reue. Die langsamen dagegen sind wie eine gute Ehe – zuverlässig, nährend und gut für die Figur.

Thomas unterstützt mich in meinem neuen, entspannteren Umgang mit Kohlenhydraten. Er hat sogar einen „Kohlenhydrat-Kompass" an unseren Kühlschrank gehängt. Links stehen die „guten" Kohlenhydrate (Vollkornprodukte, Hülsenfrüchte, Gemüse), rechts die „Genuss-Kohlenhydrate" (Kuchen, Weißbrot, Gummibärchen).

Die Mitte ist für die „Grauzone" reserviert – dort landet alles, worüber wir uns nicht einig sind. Momentan klebt dort ein Foto von Popcorn, über dessen ernährungsphysiologischen Wert wir regelmäßig philosophische Debatten führen.

Eine besonders wichtige Erkenntnis war für mich, dass Kohlenhydrate und Ballaststoffe oft Hand in Hand gehen. Ballaststoffe sind wie die Bodyguards unserer Verdauung – sie sorgen dafür, dass die Energie aus den Kohlenhydraten nicht wie ein Feuerwerk verpufft, sondern gleichmäßig freigesetzt wird. Außerdem machen sie schön satt. Seit ich das verstanden habe, sind Vollkornprodukte meine neuen besten Freunde.

Natürlich gibt es immer noch diese Momente der Versuchung. Gestern erst stand ich vor einer Bäckerei und führte ein intensives Selbstgespräch über die Notwendigkeit eines Buttercroisssants. Die alte Sandra hätte sich dafür geschämt und wäre schnell weitergegangen. Die neue Sandra hat sich das Croissant gekauft, es in aller Ruhe genossen und den Rest des Tages einfach etwas bewusster gegessen.

Was ich durch meine Kohlenhydrat-Odyssee gelernt habe? Extreme funktionieren nicht. Unser Körper ist keine Maschine, die man einfach umprogrammieren kann. Er ist eher wie ein gut eingespieltes Orchester – jedes Instrument hat seine Rolle, und Kohlenhydrate spielen dabei definitiv nicht die Tuba, sondern eher die erste Geige.

Mein Tipp für Sie: Freunden Sie sich mit Kohlenhydraten an, aber wählen Sie Ihre Freunde klug. Vollkorn statt Weißmehl, Naturreis statt geschältem Reis, und ja, manchmal auch ein Stück Kuchen. Denn wie heißt es so schön? Einen alten Freund sollte man nicht verstoßen – man sollte nur lernen, richtig mit ihm umzugehen.

Im nächsten Kapitel tauchen wir ein in die Welt der Ballaststoffe – sozusagen die Putzkolonne unseres Verdauungstrakts. Spoiler: Es wird spannender als jeder Krimi, versprochen!

Ballaststoffe: Die Überlebenskünstler auf dem Teller

Wenn Ballaststoffe ein Dating-Profil hätten, würde es vermutlich so aussehen: „Unverdauliche Pflanzenfasern suchen Menschen mit Durchhaltevermögen für langfristige Beziehung. Wir versprechen nicht zu glänzen, aber wir halten, was wir versprechen. PS: Wir sorgen für regelmäßige Bewegung."

Zugegeben, als ich das erste Mal bewusst von Ballaststoffen hörte, klang das für mich etwa so spannend wie eine Dokumentation über trocknende Wandfarbe. Thomas, mein Mann, nannte sie liebevoll „die Besenschwinger des Darms" – nicht gerade der romantischste Vergleich, aber erstaunlich treffend, wie ich heute weiß.

Meine erste bewusste Begegnung mit Ballaststoffen hatte ich vor etwa zwei Jahren, als meine Verdauung sich entschied, in den Streik zu treten. Kennen Sie das? Man sitzt da wie ein Buddha, aber nichts passiert. Der Bauch fühlt sich an wie ein Luftballon kurz vorm Platzen, und die Waage zeigt Zahlen, die einen an der Gravitationstheorie zweifeln lassen.

Die Apothekerin meines Vertrauens – nennen wir sie Frau Schmidt – lächelte wissend, als ich verschämt nach einem „Mittelchen für den Stoffwechsel" fragte. Statt mir irgendwelche Wunderpillen zu verkaufen, hielt sie mir einen regelrechten Vortrag über Ballaststoffe. Ich lernte, dass es lösliche und unlösliche gibt (wer hätte gedacht, dass Fasern so kompliziert sein können?), und dass wir täglich mindestens 30 Gramm davon brauchen.

„30 Gramm?", fragte ich ungläubig. „Wie soll ich die denn alle unterbringen?" Frau Schmidt zückte einen Notizblock und begann zu rechnen: Eine Portion Haferflocken zum Frühstück, ein Apfel als Snack, Vollkornbrot zum Mittag, Hülsenfrüchte zum Abendessen... „Sehen Sie", sagte sie triumphierend, „das ist gar nicht so schwer!"

Zu Hause angekommen, beschloss ich, meine Küche einer Ballaststoff-Inventur zu unterziehen. Das Ergebnis war ernüchternd.

In meinen Schränken fand ich hauptsächlich Lebensmittel, die etwa so viele Ballaststoffe enthielten wie ein Gummibärchen – also praktisch keine. Thomas beobachtete amüsiert, wie ich am nächsten Tag mit einer regelrechten Einkaufsliste für Ballaststoffe bewaffnet den Supermarkt stürmte.

Die ersten Tage meiner „Ballaststoff-Offensive" waren, nun ja, sagen wir mal ereignisreich. Niemand hatte mich darauf vorbereitet, dass eine plötzliche Ballaststoff-Überflutung den Darm etwa so begeistert wie ein Frühjahrsputz den Teenager. Mein Bauch produzierte Geräusche, die klangen, als würde dort drin eine kleine Blaskapelle proben.

Thomas, der Schelm, begann meine „Konzerte" zu protokollieren. „Heute hatten wir eine Symphonie in B-Dur nach dem Linseneintopf", verkündete er grinsend. Ich revanchierte mich, indem ich ihm morgens extra-große Portionen Haferbrei servierte. Partnerschaft bedeutet schließlich, alles zu teilen – auch die Ballaststoffe.

Nach etwa zwei Wochen geschah dann das Wunder: Mein Körper hatte sich an die neue Faserkost gewöhnt. Die Blaskapelle im Bauch verstummte, die Verdauung lief wie ein Schweizer Uhrwerk, und – man höre und staune – ich fühlte mich tatsächlich leichter. Nicht nur auf der Waage, sondern generell.

Besonders faszinierend fand ich die Entdeckung, dass Ballaststoffe echte Multitalente sind. Sie binden Cholesterin (adieu, schlechte Blutfette!), stabilisieren den Blutzucker (tschüss, Heißhungerattacken!) und füttern unsere guten Darmbakterien (hallo, gesunde Darmflora!). Außerdem machen sie so satt, dass selbst meine berüchtigten Nachmittags-Snack-Attacken der Vergangenheit angehören.

Inzwischen bin ich eine wahre Ballaststoff-Detektivin geworden. Ich weiß, dass Chiasamen kleine Ballaststoff-Bomben sind (und nebenbei bemerkt auch hervorragend geeignet, um Pudding eine interessante Textur zu verleihen). Ich habe gelernt, dass Beeren nicht nur hübsch aussehen, sondern auch wahre Faserwunder sind.

Und ich habe entdeckt, dass man Kichererbsen zu einem erstaunlich leckeren Snack rösten kann – perfekt für Netflix-Abende!

Eine meiner liebsten Entdeckungen war das „Ballaststoff-Tuning" für normale Gerichte. Ein paar Leinsamen ins Müsli, gehackte Nüsse über den Salat, Haferkleie ins Smoothie – die Möglichkeiten sind endlos. Thomas nennt mich mittlerweile scherzhaft „Ballaststoff-Barbie", aber ich sehe das als Kompliment.

Natürlich gibt es auch Herausforderungen. Wie erklärt man zum Beispiel seiner Schwiegermutter höflich, dass man ihr geliebtes Weißbrot durch Vollkornbrot ersetzt hat? Oder den Kollegen, warum man statt Chips jetzt getrocknete Kichererbsen knabbert? Aber wissen Sie was? Die Ergebnisse sprechen für sich.

Ein besonders amüsantes Ereignis war unser letzter Wanderurlaub in den Bergen. Früher hätte ich für solche Touren tonnenweise Energieriegel eingepackt. Diesmal hatte ich selbstgemachte Müsliriegel dabei – randvoll mit Ballaststoffen, versteht sich. Als die anderen Wanderer nach zwei Stunden hungrig ihre industriellen Zuckerbömbchen auspackten, kauten wir entspannt unsere „Kraftriegel" und fühlten uns wie Superhelden der Ernährung.

Heute weiß ich: Ballaststoffe sind wie gute Freunde – sie sind nicht immer die aufregendsten, aber sie sind verlässlich, unterstützend und gut für uns. Sie arbeiten im Hintergrund, machen keinen großen Wirbel um sich selbst, aber ohne sie läuft nichts richtig rund – im wahrsten Sinne des Wortes.

Im nächsten Kapitel erfahren Sie mehr über die faszinierende Welt der Probiotika – sozusagen die Mitbewohner in unserer Darm-WG. Und glauben Sie mir, diese Geschichte wird mindestens so spannend wie eine Folge Ihrer Lieblingsserie!

Probiotika: Tiny Warriors im Kampf gegen das Bauchgefühl

Wenn Sie denken, in Ihrem Bauch ist nur Platz für das Mittagessen und gelegentliche Schmetterlinge, dann lassen Sie mich Ihnen eine erstaunliche Nachricht überbringen: In Ihrem Darm tummeln sich mehr Lebewesen als es Menschen auf der Erde gibt! Ja, Sie haben richtig gelesen – wir sind praktisch wandelnde Biotope.

Als ich das zum ersten Mal hörte, war ich ehrlich gesagt ein bisschen verstört. Der Gedanke, dass Billionen von winzigen Bakterien in meinem Darm eine Party feiern, war gewöhnungsbedürftig. Thomas, mein Mann, fand das natürlich hochinteressant und begann sofort, Wikipedia-Artikel über Darmbakterien vorzulesen – beim Abendessen, wohlgemerkt!

Meine Reise in die Welt der Probiotika begann eigentlich ganz unspektakulär: mit einer Antibiotika-Behandlung wegen einer hartnäckigen Mandelentzündung. „Denken Sie daran, Ihre Darmflora wieder aufzubauen", sagte meine Ärztin beim Abschied. Darmflora? Ich stellte mir einen kleinen Blumengarten in meinem Bauch vor. Wie niedlich!

Die Realität holte mich schnell ein. Nach der Antibiotika-Kur fühlte sich mein Verdauungssystem an wie eine Geisterstadt im Wilden Westen – verlassen und unberechenbar. Mein Bauch machte Geräusche, die klangen, als würde dort drin jemand Möbel rücken. Zeit, mich mit den kleinen Helfern zu beschäftigen, die sich Probiotika nennen.

Die erste Überraschung war, dass Probiotika nicht nur in diesen teuren Joghurtdrinks stecken, die im Supermarkt ein halbes Vermögen kosten. Nein, die cleveren kleinen Bakterien verstecken sich auch in ganz normalen Lebensmitteln: Sauerkraut, Kimchi, Kefir, fermentiertes Gemüse – alles voller probiotischer Kulturen!

Mein erster Versuch, selbst Kimchi herzustellen, wird allerdings als „Das große Kimchi-Desaster von 2023" in unsere Familienchronik eingehen.

Der Geruch war so intensiv, dass selbst unser Kater beschloss, für eine Woche zu den Nachbarn zu ziehen. Thomas behauptete tapfer, es würde „interessant" riechen, aber sein Gesichtsausdruck sprach Bände.

Nicht entmutigen lassen, dachte ich mir und startete „Projekt Probiotika" – diesmal mit einem sanfteren Einstieg. Ich begann mit selbstgemachtem Joghurt. Wussten Sie, dass man dafür nur Milch und ein bisschen Joghurt als Starter braucht? Es ist wie Zauberei: Man geht schlafen, und am nächsten Morgen hat man einen Topf voll cremigem, probiotischem Glück!

Die Wissenschaft hinter den Probiotika ist faszinierend. Diese winzigen Organismen helfen nicht nur bei der Verdauung, sie beeinflussen auch unser Immunsystem, unsere Stimmung und sogar unser Gewicht! Man könnte sagen, sie sind die unsichtbaren Personal Trainer unseres Darms.

Besonders spannend fand ich die Entdeckung, dass es eine direkte Verbindung zwischen Darm und Gehirn gibt – die berühmte Darm-Hirn-Achse. Das erklärt natürlich einiges! Zum Beispiel, warum ich bei Stress sofort Heißhunger auf Süßes bekomme oder warum ein ungutes Bauchgefühl oft mehr ist als nur eine Redewendung.

Nach und nach entwickelte ich eine regelrechte Leidenschaft für fermentierte Lebensmittel. Unser Kühlschrank wurde zur Experimentierstation. In verschiedenen Gläsern blubberte und gärte es vor sich hin. Thomas nannte unsere Küche scherzhaft „Das Labor der verrückten Bakterienforscherin".

Ein besonderer Triumph war mein selbstgemachtes Sauerkraut. Nach mehreren gescheiterten Versuchen (von denen wir nie wieder sprechen werden) gelang mir endlich die perfekte Mischung. Der Moment, als sogar meine skeptische Schwiegermutter nach dem Rezept fragte, war einer meiner stolzesten.

Die Veränderungen in meinem Körper waren erstaunlich. Mein Bauch fühlte sich nicht mehr wie ein aufgeblasener Luftballon an, meine Verdauung lief wie ein Schweizer Uhrwerk, und meine Energie-Level waren stabiler als je zuvor.

Sogar meine Haut begann zu strahlen – offenbar sind die kleinen Bakterien auch wahre Schönheitsexperten!

Natürlich gab es auch Rückschläge. Wie die Zeit, als ich beschloss, einen ganzen Liter Kefir an einem Tag zu trinken – nicht meine klügste Entscheidung. Oder der Versuch, Thomas von den Vorzügen von fermentiertem Knoblauch zu überzeugen. Er schlug vor, dass ich für die nächsten paar Tage vielleicht besser auf der Couch schlafen sollte ....

Inzwischen habe ich gelernt, dass es bei Probiotika wie bei vielem im Leben auf die richtige Balance ankommt. Ein bisschen hier, ein bisschen da, und vor allem: Kontinuität ist wichtiger als Quantität. Meine Darmbakterien sind wie eine gut eingespielte Fußballmannschaft – jeder hat seine Position, und zusammen sorgen sie für ein harmonisches Spiel.

Heute steht in unserem Kühlschrank eine bunte Mischung aus probiotischen Köstlichkeiten: hausgemachter Joghurt, Kefir, verschiedene fermentierte Gemüse und ja, auch ein perfekt gelungenes Kimchi (ohne Kater-Vertreibungs-Effekt). Thomas hat sich nicht nur damit abgefunden, er ist sogar zum Fan geworden – besonders seit er festgestellt hat, dass probiotische Lebensmittel auch beim Bierbauch helfen können.

Was ich aus meiner Probiotika-Odyssee gelernt habe? Manchmal sind es die kleinsten Dinge im Leben, die den größten Unterschied machen. Und wenn Sie das nächste Mal Ihr Sauerkraut essen, denken Sie daran: Sie füttern gerade Billionen kleine Helfer, die Tag und Nacht dafür sorgen, dass es Ihnen gut geht.

Im nächsten Kapitel erkunden wir die Welt der verschiedenen Fettsorten – und warum nicht jedes Fett ein Bösewicht ist. Spoiler: Ihre Avocado wird Sie dafür lieben!

Die Fette, die uns lieben

Wissen Sie, was das Frustrierendste an den 90er Jahren war? Nein, nicht die Plateauschuhe oder die Jackie-O-Sonnenbrillen – es war der kollektive Fett-Wahn! „Fett macht fett" war das Mantra einer ganzen Generation, und ich war mittendrin in diesem fettfreien Wahnsinn.

Damals war mein Kühlschrank ein Musterbeispiel für die Anti-Fett-Bewegung: fettfreier Joghurt (schmeckte wie aromatisierte Pappe), fettreduzierte Margarine (die sich anfühlte wie Plastik) und Light-Käse (der etwa so viel mit echtem Käse zu tun hatte wie eine Gummiente mit einem echten Vogel). Thomas nannte unsere Küche damals liebevoll „Das Museum der geschmacklichen Enttäuschungen".

Mein Erweckungserlebnis kam bei einem Besuch in Italien. Unsere Gastgeberin, die wunderbare Signora Maria, schaute mit ehrlichem Entsetzen auf meinen Light-Joghurt zum Frühstück. „Mama mia!", rief sie aus und stellte mir stattdessen einen Teller mit in Olivenöl getränktem Ciabatta hin. Ich protestierte schwach: „Aber das Fett..." Sie unterbrach mich mit einer wegwerfenden Handbewegung: „Schau mich an! Ich esse seit 60 Jahren Olivenöl, und lebe ich nicht noch?"

Diese Woche in Italien war wie eine Offenbarung. Ich sah Menschen, die Fett mit Genuss und ohne schlechtes Gewissen aßen – und dabei erstaunlich vital und schlank aussahen. Kein heimliches Kalorienzählen, keine Light-Produkte, sondern echtes, hochwertiges Fett in vernünftigen Mengen.

Zurück zu Hause begann ich zu recherchieren. Was ich dabei lernte, war verblüffend: Unser Körper braucht Fett! Nicht nur ein bisschen, sondern richtig viel. Fett ist wichtig für unser Gehirn, unsere Hormone, die Aufnahme von Vitaminen – praktisch für alles! Es ist, als hätte man mir jahrelang erzählt, dass Autos kein Öl brauchen.

Der große Unterschied liegt in der Qualität. Wie mir meine neue Ernährungsberaterin erklärte, gibt es Fette, die uns lieben, und solche, die eine toxische Beziehung mit uns führen. Die guten Fette – wie in Avocados, Nüssen, Lein- und Olivenöl und fettem Fisch – sind wie verlässliche Partner: Sie unterstützen uns und tun uns gut. Die schlechten Fette – vor allem die industriell gehärteten – sind wie dieser Ex, den man besser nicht zurück in sein Leben lässt.

Thomas war begeistert von meiner neuen Fett-Philosophie, besonders als ich anfing, wieder mit „echten" Zutaten zu kochen. Unser Kühlschrank verwandelte sich von der Light-Produkt-Ausstellung in eine Schatzkammer voller hochwertiger Fette: Leinöl, natives Olivenöl, Avocados, fetter Fisch.

Besonders amüsant war die Reaktion meiner Freundinnen beim Kaffeeklatsch. Als ich anfing, echte Sahne in den Kaffee zu gießen, starrten sie mich an, als hätte ich gerade verkündet, dass ich ab sofort rückwärts laufen würde. „Aber die Kalorien!", keuchte eine. Ich erklärte ihnen meine neue Erkenntnis: Ein Löffel echte Sahne macht länger satt als drei Löffel künstlicher Kaffeeweißer.

Die Umstellung auf „gute" Fette hatte erstaunliche Effekte. Meine Haut wurde besser, meine Haare glänzender, und – das Erstaunlichste – ich hatte viel weniger Heißhungerattacken. Wer hätte gedacht, dass ein Stück echte Butter auf dem Vollkornbrot besser sättigt als drei Light-Brötchen?

Ein besonderes Highlight war meine „Fett-Verkostung", die ich für Freunde organisierte. Wir probierten verschiedene Olivenöle, kosteten Avocados in allen Reifegraden und verglichen verschiedene Nusssorten. Thomas' Kommentar: „Endlich mal eine Verkostung, bei der man nicht betrunken nach Hause geht!"

Natürlich gab es auch Lernerfahrungen. Wie die Zeit, als ich beschloss, dass wenn Kokosöl gesund ist, ich es gleich literweise konsumieren sollte. Mein Körper machte mir sehr deutlich klar, dass auch bei guten Fetten das Motto „In Maßen, nicht in Massen" gilt.

Eine der wichtigsten Erkenntnisse war, dass Fett ein Geschmacksträger ist. Ohne Fett schmeckt Essen einfach nicht richtig. Das erklärt, warum fettreduzierte Produkte oft mit Zucker vollgestopft sind – sie müssen ja irgendwie nach etwas schmecken!

Heute habe ich eine entspannte Beziehung zu Fett. Ich weiß, welche Fette mir gut tun und welche ich besser meide. Ich genieße mein Olivenöl auf dem Salat, meine Avocado zum Frühstück und ja, manchmal auch ein Stück richtig gute Butter auf frischem Vollkornbrot. Keine Schuldgefühle mehr, kein heimliches Kalorienzählen.

Was ich gelernt habe? Fett ist wie ein guter Freund – wählen Sie sorgfältig aus, bleiben Sie treu, aber übertreiben Sie es nicht mit der Zuneigung. Und vor allem: Qualität ist durch nichts zu ersetzen.

Im nächsten Kapitel tauchen wir ein in die Welt der pflanzlichen Proteine – und warum Erbsen und Linsen die unterschätzten Superhelden der Ernährung sind. Versprochen: Es wird spannender als jede Bohnensuppe!

Wer braucht schon Steak?

Kennen Sie diesen Moment, wenn Sie auf einer Party erwähnen, dass Sie weniger Fleisch essen? Plötzlich verwandeln sich selbst die friedlichsten Gartenzwerg-Sammler in ernährungswissenschaftliche Experten. „Aber das Protein!", rufen sie entsetzt, als hätten Sie gerade verkündet, dass Sie ab sofort nur noch von Luftgitarrenmusik leben wollen.

Die Frage, woher ich mein Protein bekomme, kommt garantiert. Immer! Als würde man ohne tägliches Schnitzel innerhalb von Stunden zu einem kraftlosen Häufchen Elend zusammenschrumpfen!

In solchen Momenten denke ich gerne an meinen Onkel Herbert. Der hat jahrelang behauptet, ohne sein tägliches Stück Fleisch würde er vom Stuhl fallen – bis seine Cholesterinwerte ihn zwangen, sich mit Alternativen anzufreunden. Heute ist er der größte Fan meiner Linsen-Bolognese und schwört, dass er sich fitter fühlt als je zuvor. Wobei das natürlich auch an seiner neuen Freundin liegen könnte, die halb so alt ist wie er.

Meine eigene Reise in die Welt der pflanzlichen Proteine begann mit einem gescheiterten Versuch, Tofu schmackhaft zuzubereiten. Das Ergebnis sah aus wie ein gestrandeter Schwamm und schmeckte auch so ähnlich. Mein Mann Thomas meinte nur trocken: „Wenn das gesund ist, bleibe ich lieber krank."

Aber wie heißt es so schön? Nach dem Tofu ist vor der Kichererbse! Ich begann zu recherchieren und stellte fest: Die Welt der pflanzlichen Proteine ist so vielfältig wie eine Staffel „Game of Thrones" – nur mit weniger Blutvergießen und mehr Ballaststoffen.

Da sind zum Beispiel Kichererbsen, die Allzweckwaffe der vegetarischen Küche. Als Hummus, Falafel oder geröstet als Snack – sie sind der Beweis, dass auch Vegetarier „Fingerfood" können, das nicht nach Kaninchenfutter schmeckt. Wobei ich zugeben muss, dass mein erster Falafel-Versuch so hart war, dass wir ihn als Briefbeschwerer verwendet haben.

Doch bald darauf schon folgte mein besonderer Durchbruch mit diesen kleinen, rundlichen Wunderwerken. Sie sind wie die Transformer unter den Proteinen – sie können alles sein: Hummus, Falafel, Curry, sogar Mehl! Mein erster selbstgemachter Hummus war eine Offenbarung. Thomas' Kommentar: „Endlich mal was ‚Interessantes', das auch interessant schmeckt!"

Nicht zu vergessen: Linsen, diese kleinen Power-Pakete. Rot, grün, braun oder schwarz – sie sind die Chamäleons der Pflanzenwelt. In Suppen, als Bratling oder in Aufläufen: Linsen sind die unterschätzten Superhelden der Küche. Und das Beste? Sie machen nicht mitten in der Nacht den Kühlschrank auf, um den letzten Rest Schokolade zu vernaschen.

Dann haben wir die Bohnen-Brigade: Kidney-, Weiße, Schwarze und Mungobohnen. Sie sind wie die Boygroup der Hülsenfrüchte – jede hat ihre eigenen Fans, aber zusammen sind sie unschlagbar. Mein persönlicher Favorit sind schwarze Bohnen in Brownies.

Ja, Sie haben richtig gehört: Brownies! Das Gesicht meiner Nachbarin war unbezahlbar, als ich ihr nach dem dritten Stück verriet, was drin war.

Ein besonderes Kapitel in meinem Protein-Abenteuer war die Entdeckung von Tempeh. Klingt zunächst wie etwas, das man besser nicht seinen Eltern erklärt. Aber richtig zubereitet ist es ein wahres Geschmackswunder. Besonders amüsant war auch mein erster Versuch, Tempeh herzustellen. Für alle, die es nicht kennen: Tempeh ist fermentiertes Soja, eine Art vegetarisches Superfood. Was niemand erwähnt hatte: Der Fermentationsprozess riecht wie eine Mischung aus alten Socken und vergessenem Jogurt. Nach drei Tagen stellte Thomas ein Ultimatum: „Entweder das Tempeh geht oder ich!"

Die größte Herausforderung war das alljährliche Grillfest bei meinem Schwager. „Bring ruhig dein Gemüsezeugs mit", meinte er gönnerhaft. Ich brachte marinierte Champignon-Spieße, gegrillte Maiskolben und selbstgemachte Bohnen-Burger.

Am Ende des Abends waren meine „Beilagen" alle weg, während sein Fleischberg noch wie der Mount Everest auf dem Grill thronte.

Besonders stolz bin ich auf meine „Protein-Mimikry-Künste". Quinoa-Bällchen, die aussehen wie Fleischbällchen, Linsen-Bolognese, die sich wie klassische Bolognese anfühlt, und Gemüse-Burger, die sogar eingefleischte Fleischfans überzeugen. Mein größter Triumph: Als der kleine Sohn unserer Freunde nach dem dritten Veggie-Burger fragte, ob er den Rest mit nach Hause nehmen könne.

Natürlich gab es auch Fehlschläge. Wie die Zeit, als ich versuchte, Erbsenprotein-Pulver in Pfannkuchen zu verarbeiten. Das Ergebnis war so grün, dass selbst unser Kater skeptisch schaute – und der frisst normalerweise alles, was nicht bei drei auf den Bäumen ist.

Was ich gelernt habe? Pflanzliche Proteine sind wie eine neue Sprache – am Anfang klingt alles fremd und kompliziert, aber mit der Zeit entwickelt man ein Gefühl dafür.

Heute weiß ich: Ein gut gewürzter Linsen-Dhal kann genauso befriedigend sein wie ein Steak. Okay, vielleicht nicht ganz so befriedigend wie ein Steak, aber dafür kann ich danach noch Treppen steigen, ohne zu klingen wie Darth Vader nach einem Marathon.

Das hat auch mein Onkel Herbert mittlerweile schon herausgefunden. Der fragte mich doch letztens glatt nach dem Rezept für meine Linsen-Bolognese. Seine neue Freundin ist Veganerin. Manchmal ist die Motivation für gesunde Ernährung eben doch eine Frage der Hormone und nicht der Proteine.

Im Prinzip ist auch die Geschichte der Proteine eigentlich eine richtige Liebesgeschichte – nur dass die Hauptrollen nicht von Brad Pitt und Jennifer Aniston gespielt werden, sondern von Linsen, Bohnen, Erbsen und ihren Freunden. Thomas nennt sie scherzhaft „Die Hülsenfrucht-Gang".

Auch ich hatte ein Bild vor Augen. Vielleicht auch, weil ich zufällig las, dass römische Gladiatoren sich hauptsächlich von Bohnen und Getreide ernährten.

Diese muskelbepackten Kampfmaschinen waren praktisch Vegetarier! Das war der Moment, in dem ich beschloss, mich näher mit pflanzlichen Proteinen zu beschäftigen.

Die erste Überraschung: Proteine sind praktisch überall! In Hülsenfrüchten sowieso, aber auch in Nüssen, Samen, Getreide, ja sogar in Brokkoli. Es ist, als hätte man jahrelang gedacht, nur im Supermarkt gäbe es Lebensmittel, und plötzlich entdeckt man einen ganzen Bauernmarkt vor der Haustür.

Mein erster Versuch, Linsen zuzubereiten, war allerdings... nun ja, sagen wir mal „ausbaufähig". Das Ergebnis sah aus wie Zementmasse und schmeckte auch so ähnlich. Thomas, der Held, würgte tapfer einen Löffel runter und meinte diplomatisch: „Interessante Textur, Schatz!" Seitdem nennt er schlechtes Essen grundsätzlich „interessant" – unser privater Code für „bitte nie wieder".

Aber ich ließ mich nicht entmutigen. Ich experimentierte mit verschiedenen Hülsenfrüchten, lernte die richtige Zubereitung (Einweichen ist keine optionale Empfehlung, sondern ein Muss!), und entdeckte die Welt der Gewürze. Plötzlich verwandelten sich meine Linsen von grauem Einheitsbrei in aromatische Curry-Kreationen.

Die größte Herausforderung war das Familienessen bei meiner Schwiegermutter. Als ich ankündigte, dass ich einen Linsen-Shepherd's Pie mitbringen würde, schaute sie mich an, als hätte ich vorgeschlagen, zum Mond zu fliegen. „Aber Karl-Heinz braucht sein Fleisch!", protestierte sie. Karl-Heinz, mein Schwiegervater, überraschte uns alle, indem er sich dreimal Nachschlag holte.

Mit der Zeit entwickelte ich regelrechte Protein-Strategien. Quinoa zum Frühstück, Hummus als Snack, Linsensuppe zum Mittag – und siehe da, mein Energielevel war besser als je zuvor. Sogar meine Sporttasche bekam ein Upgrade: Statt Protein-Shakes gab's jetzt selbstgemachte Energiebällchen aus Nüssen und Samen.

Die Wissenschaft hinter pflanzlichen Proteinen ist faszinierend. Sie liefern nicht nur Eiweiß, sondern kommen im Paket mit Ballaststoffen, Mineralstoffen und sekundären Pflanzenstoffen.

Das ist, als würde man nicht nur das Hauptgericht bestellen, sondern automatisch auch Vor- und Nachspeise dazu bekommen!

Heute ist meine Küche ein regelrechtes Protein-Paradies. In den Schränken reihen sich Gläser mit verschiedenen Hülsenfrüchten aneinander wie eine bunte Perlenkette. Im Kühlschrank wartet selbstgemachter Hummus in verschiedenen Variationen (der Rote-Bete-Hummus ist der aktuelle Favorit). Und im Gefrierfach lagern vorbereitete Portionen Linsensuppe für proteinreiche Notfälle.

Was ich aus meiner Protein-Reise gelernt habe? Erstens: Proteine sind überall – man muss nur wissen, wo man sucht. Zweitens: Mit den richtigen Gewürzen schmeckt (fast) alles. Und drittens: Die besten Protein-Quellen sind oft die, von denen unsere Großmütter schon wussten, dass sie gut für uns sind.

Mein Tipp für alle Protein-Pioniere: Fangen Sie klein an. Rom wurde auch nicht an einem Tag erbaut, und niemand muss gleich am ersten Tag zum Tofu-Flüsterer werden. Experimentieren Sie, haben Sie Spaß dabei, und denken Sie dran: Selbst wenn mal etwas schiefgeht – Pizzaservice gibt es immer noch.

Im nächsten Kapitel tauchen wir ein in die Welt der Gewürze – und warum Kurkuma, Ingwer und Co. nicht nur Geschmacksbomben sind, sondern auch wahre Gesundheits-Booster. Ihre Geschmacksknospen werden Samba tanzen!

Gewürze: Gesundheits-Booster in Ihrer Küche

Erinnern Sie sich noch an die Zeit, als Salz und Pfeffer die einzigen Gewürze in deutschen Küchen waren? Als Paprikapulver schon als exotisch galt und Kurkuma für die meisten nach einem tropischen Urlaubsort klang? Ich auf jeden Fall kann mich gut daran erinnern – es war die geschmackliche Steinzeit in meiner Küche.

Meine Gewürz-Erleuchtung kam durch einen peinlichen Zwischenfall beim Curry-Kochen. Ich hatte meine indische Kollegin Priya zum Essen eingeladen und wollte sie mit einem „authentischen" Curry beeindrucken. Was ich servierte, war bestenfalls gewürztes Gemüse in Soße. Priya, diplomatisch wie sie ist, lächelte nur und sagte: „Lass uns morgen zusammen einkaufen gehen." Thomas kommentierte später: „Das war das höflichste ,Das war schrecklich' das ich je gehört habe."

Der Einkauf mit Priya öffnete mir die Augen – und die Geruchssinne. Wir verbrachten Stunden in einem kleinen indischen Laden, wo sie mir die Welt der Gewürze erklärte. Kurkuma für die Entzündungshemmung, Kreuzkümmel für die Verdauung, Kardamom für den Atem, Zimt für den Blutzucker ... Jedes Gewürz hatte seine eigene Geschichte, seine eigene Heilkraft.

Zu Hause angekommen, räumte ich radikal meine Gewürzschublade um. Weg mit den verstaubten, jahrzehntealten Gewürzmischungen (ja, auch mit der „Italienischen Kräutermischung" von 1998), her mit den frischen, duftenden Schätzen. Thomas beobachtete die Transformation unserer Küche mit einer Mischung aus Neugier und leichter Besorgnis: „Schatz, brauchen wir wirklich fünf verschiedene Arten von Curry?"

Die Antwort ist übrigens: Ja, man braucht wirklich fünf verschiedene Curry-Mischungen. Mindestens. Denn wie ich lernte, ist Curry nicht gleich Curry. Es ist wie mit Schuhen – man braucht verschiedene für verschiedene Gelegenheiten. Wobei meine Schuhsammlung mittlerweile deutlich kleiner ist als meine Gewürzsammlung.

Meine ersten Experimente mit den neuen Gewürzen waren ... nun ja, interessant. Ich lernte schnell, dass „eine Prise" und „eine Handvoll" zwei sehr unterschiedliche Dinge sind, besonders bei Chilipulver. An einem denkwürdigen Abend brachte ich unseren kompletten Freundeskreis zum Schwitzen – und das nicht vor Begeisterung. Seitdem heißt es bei uns: „Willst du Sandra-scharf oder normal-scharf?"

Aber mit der Zeit entwickelte ich ein Gefühl für die verschiedenen Gewürze. Ich lernte, dass Kurkuma erst mit schwarzem Pfeffer seine volle Wirkung entfaltet, dass Kardamom sowohl in süßen als auch pikanten Gerichten brilliert, und dass ein Hauch Zimt fast jedes Gericht auf eine subtile Art verbessert. Es war, als hätte ich endlich die richtigen Noten für meine kulinarische Symphonie gefunden.

Besonders stolz bin ich auf meine selbstgemischten Gewürzmischungen. Jede hat einen eigenen Namen: „Montags-Motivation" (extra viel Kurkuma und Ingwer für den Energiekick), „Verdauungs-Retter" (eine verdauungsfördernde Mischung für nach den Feiertagen) und „Sofa-Gewürz" (eine beruhigende Kombination für stressige Tage). Thomas' Favorit ist die „Männergrippe-Medizin" – eine schamanische Mischung aus allem, was die Gewürzwelt an Schärfe zu bieten hat.

Die gesundheitlichen Vorteile der Gewürze sind erstaunlich. Seit ich mehr mit Kurkuma und Co. koche, haben sich meine Gelenkschmerzen deutlich verbessert. Meine chronischen Verdauungsprobleme sind fast verschwunden, und selbst meine Haut sieht besser aus. Oder wie Thomas es ausdrückt: „Du strahlst so sehr, wir sparen Stromkosten!"

Ein besonderes Highlight war der Tag, als meine Schwiegermutter nach dem Rezept für mein „neues Gulasch" fragte. Das traditionelle Familienrezept, das seit Generationen unverändert weitergegeben wurde, hatte ich vorsichtig mit Kreuzkümmel, Koriander und einer Prise Zimt erweitert. Der Familienfriede hing am seidenen Faden – bis Schwiegervater verkündete, es sei das beste Gulasch, das er je gegessen habe.

Mittlerweile ist meine Gewürzsammlung so umfangreich, dass wir ihr ein eigenes Regal gewidmet haben. Es ist wie eine Apotheke und Gewürzladen in einem. Jedes Glas ist sorgfältig beschriftet (eine schmerzhafte Lektion nach der großen Zimt-Chilipulver-Verwechslung beim Apfelkuchen), und ich kenne die Eigenschaften jedes einzelnen Gewürzes.

Was ich aus meiner Gewürz-Odyssee gelernt habe? Erstens: Gewürze sind nicht nur Geschmacksgeber, sondern wahre Heilmittel. Zweitens: Frische und Qualität machen einen riesigen Unterschied. Und drittens: Es gibt kein Gericht, das nicht von einer durchdachten Gewürzmischung profitieren könnte.

Heute ist meine Küche ein Ort der Düfte und Aromen. Jedes Mal, wenn ich die Gewürzschublade öffne, ist es wie eine kleine Weltreise. Und das Beste? Ich kann jetzt endlich ein Curry kochen, das Priya stolz macht. Auch wenn sie immer noch schmunzelnd sagt: „Für eine Deutsche nicht schlecht!"

Prost auf die unerwünschten Pfunde!

Kennen Sie auch diese magischen Momente, wenn aus „Nur ein Gläschen" plötzlich „Ach, die Flasche ist ja schon offen" wird? Wenn der innere Schweinehund mit dem äußeren Weinglas Hochzeit feiert? Willkommen in der wunderbaren Welt der flüssigen Kalorien, wo jeder Prosecco-Korken eine kleine Kapitulation vor dem Diätplan ist!

Meine persönliche Erleuchtung kam auf einer Weinverkostung. Dort erfuhr ich, dass ein Glas Wein so viele Kalorien hat wie ein kleiner Schokoriegel. Nach dem sechsten Glas „zur Geschmacksbildung" war mir klar: Ich hatte gerade eine ganze Tafel Schokolade getrunken. In flüssiger Form. Mit Stil. Thomas kommentierte trocken: „Immerhin hast du heute deine Antioxidantien bekommen."

Die Wahrheit über Alkoholkalorien ist wie ein Kater – sie trifft einen meist erst am nächsten Morgen. Da steht man dann vor dem Spiegel, betrachtet seinen Rettungsring und fragt sich, wie aus dem gestrigen „Ein Gläschen in Ehren" ein „All you can drink"-Buffet werden konnte. Die gute Nachricht: Sie sind nicht allein. Die schlechte: Ihr Stoffwechsel hat ein erschreckend gutes Gedächtnis.

Besonders tückisch sind diese geselligen Abende, an denen man sich einredet, dass Prosecco praktisch Mineralwasser mit Attitude ist. „Das sind ja hauptsächlich Bläschen", war lange Zeit meine Lieblings-Selbstlüge. Bis mir meine Ernährungsberaterin erklärte, dass diese Bläschen leider keine negativen Kalorien haben. Schade eigentlich.

Dann gibt's da noch die Cocktails – diese bunten Verführer in Gläsern. Ein Mojito hat etwa so viele Kalorien wie ein Hamburger, sieht aber aus wie gesunder Pfefferminztee mit Eiswürfeln. Mein persönlicher Rekord war eine Ladies Night, bei der ich kalorienmäßig ein dreigängiges Menü getrunken habe. In Piña Coladas.

Apropos Selbstbetrug: Kennen Sie „Ich trinke heute nur Gin Tonic. Der ist pur und klar. Und was die Leber nicht sieht, kann keine Kalorien haben." Nun, das Tonic Water hat mehr Kalorien als eine Cola.

Diese Erkenntnis traf mich härter als jeder Kater. Thomas meinte nur: „Wenigstens bist du vor Malaria geschützt." Sehr hilfreich.

Die kreativsten Ausreden entwickeln wir übrigens beim Wein. „Rotwein ist gut fürs Herz!" ist der Klassiker unter den Rechtfertigungen. Stimmt sogar – aber leider nicht in den Mengen, die wir uns nach einem stressigen Arbeitstag „medizinisch verordnen". Ein Glas, nicht die Flasche, ist die Empfehlung. Wer hätte das gedacht?

Bier ist ein Kapitel für sich. „Flüssiges Brot" nennt man es nicht umsonst. Ein Weizenbier hat so viele Kalorien wie ein Butterbrot – nur dass man selten bei einem Butterbrot bleibt. Nach dem dritten Weizen hat man praktisch ein ganzes Brotzeit-Buffet intus. Aber hey, immerhin die Vitamine aus dem Hopfen, richtig?

Besonders heimtückisch sind die Seasonal Drinks. Glühwein im Winter ("Das wärmt von innen!"), Hugo im Sommer ("Das erfrischt!"), Aperol Spritz im Urlaub ("Das gehört zur Kultur!"). Der Stoffwechsel kennt leider keine Jahreszeiten – er rechnet brav jede Kalorie mit, egal ob sie nach Zimt oder Holunderblüten schmeckt.

Mein persönlicher Tiefpunkt war eine Hochzeit, bei der ich beschloss, nur klare Schnäpse zu trinken – weil die ja „keine Kalorien" haben. Am nächsten Morgen fühlte ich mich wie ein Pandabär mit Jetlag. Thomas, der Scherzkeks, stellte wortlos eine Waage neben das Bett. Manchmal hasse ich seinen Humor.

Die Erkenntnis, dass Alkohol nicht nur Kalorien hat, sondern auch den Fettstoffwechsel lahmlegt, war wie eine Ohrfeige mit einer nassen Serviette. Während der Körper damit beschäftigt ist, den Alkohol abzubauen, werden alle anderen Kalorien direkt in die Notreserven (sprich: Hüften) verfrachtet. Multitasking ist eben nicht jedermanns Sache.

Dann gibt's da noch diese „Ich trinke heute nichts"-Vorsätze, die etwa so lange halten wie Eis in der Sauna. Meist enden sie bei „Ach, EIN Glas..." und enden mit „Wo ist eigentlich die zweite Flasche hin?". Die Wissenschaft nennt das „alkoholinduzierte Direktheitsamnesie". Ich nenne es „Selbstbetrug mit Prozenten".

Besonders perfide sind diese Low-Carb-Drinks, die uns ein besseres Gewissen machen sollen. Light-Bier ist wie Elektro-Harley – die Idee ist gut, aber irgendwas fehlt. Und „zuckerfreie" Cocktails sind meist so befriedigend wie eine Umarmung per WhatsApp.

Die wahre Kunst ist es, einen Mittelweg zu finden. Meiner sieht so aus: Qualität statt Quantität, bewusstes Genießen statt gedankenloses Kippen, und vor allem: ehrlich sein zu sich selbst. Ein gutes Glas Wein ist wie ein kleines Wellness-Programm für die Seele – man muss nur aufpassen, dass aus dem Wellness-Programm kein All-Inclusive-Resort wird.

Meine neue Strategie ist simpel: Ich behandle Alkoholkalorien wie Bargeld – wenn ich sie ausgebe, muss ich wissen, wofür. Ein exzellenter Rotwein? Gerne! Lauwarmes Bier aus Plastikbechern? Eher nicht. Thomas nennt das „qualifiziertes Trinken". Ich nenne es „erwachsen werden". Manchmal.

Was ich gelernt habe? Alkohol ist wie dieser eine Freund, den man gerne mag, aber nicht zu oft sehen sollte. Er macht Spaß, aber er lügt wie gedruckt, wenn es um Kalorien geht. Und am nächsten Morgen erinnert er einen daran, dass man keine zwanzig mehr ist.

Mein Tipp für alle, die trotzdem nicht auf den geselligen Genuss verzichten wollen: Zwischen jedem alkoholischen Getränk ein Glas Wasser. Das bremst nicht nur den Kalorienzähler, sondern auch den Kater. Und wenn alle Stricke reißen: Tanzen verbrennt Kalorien. Zumindest bis man anfängt, wie ein Flamingo auf Rollschuhen auszusehen.

Übrigens: Meine Ernährungsberaterin meint, ein Leben ohne Alkohol sei möglich. Ich sage: Ein Leben ohne Alkohol ist auch ein Leben. Aber manchmal braucht man eben dieses Gläschen Wein, um die Ironie des Lebens zu würdigen. Prost!

Täglicher Kalorienbedarf: Die geheime Mathematik des Lebens

Kennen Sie das? Sie sitzen vor dem Kalorienzähler wie vor einer Matheaufgabe in der 12. Klasse und fragen sich, ob Sie vielleicht doch besser Philosophie studiert hätten? Willkommen in der wunderbaren Welt der Kalorienberechnung, wo „Pi mal Daumen" leider keine akzeptable Maßeinheit ist!

Als ich zum ersten Mal meinen täglichen Kalorienbedarf berechnen sollte, dachte ich, das wird ein Kinderspiel. Immerhin hatte ich in Mathe eine solide 3 minus. Aber dann kamen diese ganzen Formeln: Grundumsatz, Leistungsumsatz, PAL-Wert ... Plötzlich fühlte ich mich wie in einer Episode von „Breaking Bad", nur dass ich statt Chrystal Meth versuchte, meine ideale Kalorienzufuhr zu kochen.

Thomas, mein mathematisch begabter Mann, versuchte mir zu helfen: „Das ist ganz einfach – du nimmst einfach deinen Grundumsatz, multiplizierst ihn mit deinem PAL-Faktor, subtrahierst das Kaloriendefizit ..." An dieser Stelle hatte ich bereits mentalen Kurzschluss und träumte von einem Stück Schokoladentorte. Die hat übrigens 450 Kalorien pro Stück – diese Art von Mathe beherrsche ich perfekt!

Die Erkenntnis, dass mein Körper ein komplexeres Rechensystem hat als mein alter Taschenrechner aus Schulzeiten, war ernüchternd. Anscheinend reicht es nicht, einfach „weniger" zu essen – man muss auch noch ausrechnen, wie viel „weniger" genau ist. Wer hat sich das ausgedacht? Bestimmt jemand, der gerne Sudoku löst.

Besonders spannend wurde es, als ich lernte, dass verschiedene Aktivitäten unterschiedlich viele Kalorien verbrennen. Staubsaugen verbrennt 150 Kalorien pro Stunde? Plötzlich war unser Haus so sauber wie nie zuvor. Leider kompensierte ich das direkt mit einem „wohlverdienten" Stück Kuchen – Mathematik war noch nie meine Stärke.

Die Sache mit dem Grundumsatz ist auch so eine Geschichte. Angeblich verbrennt man im Schlaf Kalorien!

Das klang für mich wie ein Traum (Wortspiel beabsichtigt). Endlich eine Aktivität, bei der ich richtig gut bin! Leider reicht „professionelles Schlafen" allein nicht aus, um die Waage zu beeindrucken.

Dann kam die Entdeckung des „thermischen Effekts" der Nahrung. Manche Lebensmittel verbrauchen beim Verdauen mehr Kalorien, als sie liefern! Für einen kurzen, glücklichen Moment dachte ich, ich hätte den Heiligen Gral der Ernährung gefunden. Bis ich feststellte, dass Sellerie zwar negativ-kalorisch sein mag, aber leider nicht als Pizza-Belag taugt.

Die verschiedenen Kalorienrechner im Internet waren auch keine große Hilfe. Einer sagte mir, ich bräuchte 2000 Kalorien täglich, der nächste 1500, und einer behauptete allen Ernstes, ich könnte 2500 Kalorien essen. Den habe ich gleich in meine Favoriten aufgenommen – manchmal sucht man sich eben die Wahrheit aus, die am besten schmeckt.

Das Konzept des „Kaloriendefizits" war wie höhere Mathematik für mich. 500 Kalorien weniger pro Tag bedeuten ein halbes Kilo Gewichtsverlust pro Woche? Das klang logisch – bis ich feststellte, dass mein Körper Mathematik offenbar für ein optionales Fach hält.

Besonders interessant wurde es, als ich anfing, Kalorien zu protokollieren. Plötzlich wurde mir klar, dass mein „kleiner Snack zwischendurch" kalorientechnisch einem kompletten Mittagessen entsprach. Und dass Nutella leider keine eigene Lebensmittelgruppe ist, egal wie sehr ich das auch wollte.

Die Erkenntnis, dass nicht alle Kalorien gleich sind, war wie eine Erleuchtung. 200 Kalorien Brokkoli sind nicht dasselbe wie 200 Kalorien Schokolade – auch wenn mein Herz immer noch fest daran glaubt, dass Schokolade die besseren Kalorien hat.

Mein persönlicher Durchbruch kam, als ich aufhörte, jede einzelne Kalorie zu zählen, und anfing, auf meinen Körper zu hören. Zwar benutze ich immer noch Mathematik (man kann seinen inneren Streber nie ganz verleugnen), aber heute weiß ich, dass Ernährung mehr Kunst als Wissenschaft ist.

Was ich gelernt habe? Kalorien sind wie das Budget auf dem Bankkonto – man sollte sie im Auge behalten, aber man muss nicht jeden Cent zweimal umdrehen. Ein gelegentlicher „Ausrutscher" ist erlaubt, solange die Gesamtbilanz stimmt.

Mein Tipp für alle Kalorien-Rechenkünstler: Entspannen Sie sich! Ihr Körper ist kein Computer, der exakte Eingaben braucht. Er ist eher wie ein alter Freund – manchmal eigenwillig, aber im Großen und Ganzen weiß er, was er tut.

Übrigens: Thomas hat mir einen Taschenrechner geschenkt – speziell für Kalorienberechnungen. Mit extra großen Tasten für „Pizza", „Schokolade" und „War doch nur ein kleines Stück". Manchmal braucht man eben maßgeschneiderte Lösungen!

Fazit: Die Mathematik der Kalorien ist wie das Leben selbst – kompliziert, manchmal verwirrend, aber am Ende kommt man schon irgendwie durch. Und wenn alle Stricke reißen, gibt es immer noch Sellerie. Der ist zwar nicht negativ-kalorisch, aber immerhin ein mathematisch korrekter Snack!

Die Mathematik des Magens

Kennen Sie diese Menschen, die beim Restaurantbesuch erst mal ihr Smartphone zücken, um die Kalorien jeder einzelnen Zutat zu googeln? Die vor dem ersten Bissen eine komplexere Rechenoperation durchführen als NASA-Wissenschaftler vor einem Raketenstart? Ich war auch mal so eine wandelnde Kalorienrechnerin. Mein Leben bestand aus Addition, Subtraktion und der ständigen Angst vor mathematischen Fehlern auf dem Teller.

Eines Tages wurde mir klar: Wenn unsere Vorfahren in der Steinzeit überlebt haben, ohne die exakte Kalorienanzahl ihrer Mammutkeule zu kennen, dann schaffe ich das heute vielleicht auch. Schließlich hatten die auch keine App, die ihnen sagte, wie viele Schritte sie noch bis zum nächsten Säbelzahntiger laufen mussten.

Thomas, mein mathematisch begabter Mann, war zunächst skeptisch. „Aber wie willst du ohne Zahlen wissen, ob du im Kaloriendefizit bist?" fragte er besorgt, während ich demonstrativ den Taschenrechner aus der Küche verbannte. Seine Weltanschauung wurde erschüttert, als ich ihm erklärte, dass unser Körper tatsächlich ein eigenes Rechenzentrum hat: Es heißt Hunger- und Sättigungsgefühl.

Die Umstellung war nicht einfach. Jahrelang hatte ich gelernt, meinem Körper zu misstrauen und stattdessen auf Zahlen zu vertrauen. Plötzlich sollte ich auf mein Bauchgefühl hören? Das war ungefähr so, als würde man einem Mathematiklehrer sagen, er solle die Geometrie durch Interpretationstanz erklären.

Aber ich lernte schnell. Statt Kalorien zu zählen, begann ich, auf die Signale meines Körpers zu achten. Wann bin ich wirklich hungrig? Wann esse ich aus Langeweile? Und warum zum Teufel habe ich das Gefühl, dass mein Magen direkt mit Netflix verbunden ist? Die Erkenntnis, dass Hunger manchmal einfach nur Durst in Verkleidung ist, war wie eine kulinarische Erleuchtung.

Natürlich gab es Rückschläge. Wie den Tag, an dem ich beschloss, dass eine ganze Packung Kekse sicherlich in Ordnung sei, weil mein Körper ja „danach verlangte". Spoiler: Er verlangte auch noch Stunden später nach einem Mittagsschlaf. Aber hey, aus Fehlern lernt man. Oder zumindest lernt man, dass man Kekse besser nicht neben dem Schreibtisch aufbewahrt.

Das Schöne am Kalorien-zählen-freien Leben ist die wiedergewonnene Freiheit. Keine panischen Googlesuchen mehr im Restaurant, kein heimliches Umrechnen von Gramm in Unzen (wer denkt sich diese Rezepte eigentlich aus?), keine App, die einen mit passiv-aggressiven Benachrichtigungen daran erinnert, dass das Tagesziel aus dem Ruder läuft.

Stattdessen entwickelte ich eine Art sechsten Sinn für Portionsgrößen. Ich lernte, dass eine Portion Pasta etwa so groß sein sollte wie meine Faust – und nicht wie ein Kopfkissen. Dass Gemüse ruhig den größten Teil des Tellers einnehmen darf, ohne dass man dafür einen Nobelpreis in Mathematik braucht. Und dass man auch ohne Taschenrechner merkt, wann es genug ist.

Die größte Überraschung? Es funktioniert tatsächlich. Mein Körper weiß erstaunlich gut, was er braucht – wenn ich ihm nur zuhöre. Natürlich gibt es Tage, an denen er nach einer ganzen Tafel Schokolade schreit (meist kurz vor wichtigen Terminen oder während spannender Serienfinale), aber auch das ist in Ordnung. Schließlich geht es um Balance, nicht um Perfektion.

Heute sehe ich Essen wieder als das, was es sein sollte: Ein Genuss, keine Mathematikaufgabe. Ich esse, wenn ich hungrig bin, höre auf, wenn ich satt bin, und vertraue darauf, dass mein Körper besser rechnen kann als jede Kalorien-App. Und wenn ich mal unsicher bin? Dann denke ich an unsere steinzeitlichen Vorfahren. Die haben auch überlebt – ganz ohne Excel-Tabelle.

Also, liebe Zahlenjongleure und Kalorienakrobaten: Gebt eurem Körper eine Chance. Er hat ein eingebautes Rechenzentrum, das seit Jahrtausenden funktioniert. Und das Beste daran? Es braucht nicht mal ein Software-Update.

Wenn der innere Schweinehund Mathe schwänzt

Schön wäre es natürlich, wenn „ohne Kalorienzählen" bedeuten würde, dass man endlich ungestraft die komplette Chipstüte leeren kann! Leider hat uns da die Evolution einen Strich durch die Rechnung gemacht. Denn „ohne Kalorienzählen" heißt nicht „ohne Hirn essen" – auch wenn mein Magen das manchmal anders sieht.

Eines der größten Missverständnisse ist die Vorstellung, dass jetzt alles erlaubt ist. „Juhu, nie wieder nachdenken!" war auch mein erster Gedanke, als ich den Taschenrechner in die Schublade verbannte. Tja, Pustekuchen. Stattdessen musste ich plötzlich anfangen, auf meinen Körper zu hören. Was deutlich anstrengender ist, als es klingt – vor allem, wenn der Körper penetrant nach Schokolade schreit, obwohl man gerade erst gefrühstückt hat.

Dann gibt es da noch den Mythos vom „gesunden Essen ohne Limit". Ja, Mandeln sind gesund. Nein, das bedeutet nicht, dass man ein ganzes Kilo davon futtern sollte. Auch wenn sie noch so nahrhaft sind – sie haben mehr Kalorien als ein kleines Kraftwerk. Das Gleiche gilt für Avocados, diese grünen Fettkugeln der Gesundheit. Nur weil sie auf Instagram gut aussehen, heißt das nicht, dass man sie kistenweise verzehren sollte.

Ein weiterer Klassiker ist die Vorstellung, dass man ohne Kalorienzählen die Kontrolle verliert. Als ob unser Körper plötzlich durchdreht und sich in einen nicht enden wollenden Schlund verwandelt! Dabei vergessen wir gerne, dass unsere Vorfahren auch ohne MyFitnessPal überlebt haben. Die hatten höchstens eine App namens „Hunger" – und die funktionierte erstaunlich gut.

„Ohne Kalorienzählen geht es nicht schnell genug" – ah ja, der Klassiker der Ungeduld. Als ob schnelles Abnehmen automatisch besser wäre! Das ist ungefähr so logisch wie zu glauben, dass man durch schnelleres Drücken auf den Aufzugknopf den Aufzug beschleunigen kann. Funktioniert beides nicht.

Besonders amüsant finde ich die Annahme, dass man nie wieder über Ernährung nachdenken muss. Ha! Stattdessen denkt man sogar noch mehr nach – nur eben anders. Statt „Wie viele Kalorien hat dieser Apfel?" fragt man sich jetzt „Bin ich wirklich hungrig oder nur gelangweilt?" Eine philosophische Frage, die manchmal schwieriger zu beantworten ist als eine Mathematikaufgabe.

Thomas' Lieblingsmissverständnis war, dass man ohne Kalorienzählen keine Struktur hat. „Aber woher weißt du dann, was du essen darfst?" fragte er besorgt. Als ob ohne Zahlen völlige Anarchie auf dem Teller ausbricht! Dabei hat der Körper ein erstaunlich gutes Gespür dafür, was er braucht – wenn man ihm nur zuhört und nicht ständig mit einer Taschenrechner-App dazwischenfunkt.

Ein weiterer Irrglaube: „Es funktioniert bei mir nicht." Das ist ungefähr so, als würde man nach zwei Minuten Klavierunterricht aufgeben, weil man noch keine Mondscheinsonate spielen kann. Natürlich braucht es Zeit! Der Körper muss erst wieder lernen, seinen eigenen Signalen zu vertrauen – nach Jahren des zwanghaften Kalorienzählens keine leichte Aufgabe.

Mein persönlicher Favorit ist die Vorstellung, dass alle Ernährungsregeln über Bord geworfen werden können. Als ob der Körper plötzlich Chips als Gemüse akzeptiert, nur weil wir keine Kalorien mehr zählen! Tut mir leid, aber Brokkoli bleibt Brokkoli und Schokolade bleibt Schokolade – auch ohne Mathematik.

Die Wahrheit ist: Abnehmen ohne Kalorienzählen bedeutet nicht, dass man seinem inneren Schweinehund die Schlüssel zum Kühlschrank überlässt. Es bedeutet vielmehr, dass man lernt, mit ihm zu verhandeln. Manchmal gewinnt er, manchmal gewinnen wir – aber zumindest müssen wir keine Excel-Tabelle mehr darüber führen.

Also, liebe Mathemuffel und Zahlenakrobaten: Gebt eurem Körper eine Chance, seine eigene Rechnung aufzumachen. Er ist erstaunlich gut darin – wenn auch nicht perfekt. Aber wer ist das schon.

Essen wie ein König und Hunger wie ein Bettler

Intervallfasten — allein das Wort klingt schon wie eine Modeerscheinung aus Hollywood. „Hast du es schon probiert?", fragte mich meine Freundin Lisa mit diesem verschwörerischen Funkeln in den Augen. Bevor ich antworten konnte, erzählte sie mir begeistert, dass sie jetzt „16:8" macht und sich „besser als je zuvor" fühlt. 16:8? Ehrlich gesagt dachte ich erst, sie spricht von der Uhrzeit. „Heißt das, du isst nur nach vier?" fragte ich verwirrt. Ihre Antwort war ein Lächeln, das sagte: „Oh, du unwissender Fasten-Muggle!"

Und so begann mein Feldversuch mit dem Intervallfasten — dem Konzept, bei dem man angeblich königlich schmausen darf, indem man einfach ein paar Stunden am Tag verhungert. Klingt logischerweise nach Spaß, dachte ich, ähnlich wie ein Marathon im Hochsommer. Aber ich war neugierig und bereit, es auszuprobieren. Denn mal ehrlich: Welche Methode klingt besser als eine, bei der einem versprochen wird, dass man abnehmen und weiterhin Schokolade essen kann? Meine Motivation war so hoch wie mein Blutzucker nach einem Stück Schwarzwälder Kirschtorte.

Intervallfasten basiert auf Zeitfenstern: In manchen darf man essen (und zwar alles, worauf man Lust hat — hurra!), in anderen muss man fasten (äh ... weniger hurra). Die beliebteste Methode ist die berühmte „16:8-Regel". Dabei fastet man 16 Stunden und quetscht alle Mahlzeiten in ein 8-stündiges Fenster. „Es ist ganz einfach", versprach Lisa. „Du schläfst den Großteil der Fastenzeit, das merkst du gar nicht."

Dachte ich auch — bis ich mitten in der Nacht aufwachte und mein Magen klang, als würde er eine Heavy-Metal-Band gründen. Schlafen während der Fastenzeit? Das funktioniert vielleicht, wenn man ins Bett geht wie ein achtjähriger Grundschüler. Bei mir bedeutete es elf Stunden Fasten im Wachzustand.

Und meine Laune wandelte sich langsam in etwas, das gefährlich nah am Zustand eines hungrigen Grizzlybären war.

Meine erste große Überraschung beim Intervallfasten war der „hungrige Morgengruß". Es stellte sich heraus, dass ich erst um 12 Uhr mittags mein Königreich betreten durfte, denn mein Essensfenster lag zwischen 12 und 20 Uhr. Das Frühstück – die Mahlzeit, die angeblich die wichtigste des Tages sein soll – wurde kurzerhand gestrichen. Das war für mich ein kleiner emotionaler Schock. Ich meine, wer bin ich ohne meinen morgendlichen Toast mit Erdnussbutter und Marmelade?

Stattdessen durfte ich Kaffee trinken. Aber nicht etwa mit leckerer Milch und Zucker – nein, der musste schwarz sein. Schwarzer Kaffee ... das Getränk der Stoiker und Menschen, die anscheinend Spaß daran haben, bittere Flüssigkeiten zu genießen. Am ersten Morgen tropften meine Tränen fast direkt in die Tasse; danach gewöhnte ich mich daran. Aber ich schwöre, der Kater guckte mich mitleidig an, während ich daran nuckelte.

Als die Uhr endlich 12 schlug, fühlte ich mich wie Aschenputtel nach Mitternacht – bereit, alles, was essbar ist, blitzschnell in mich hineinzustopfen, ehe mir jemand wieder das Besteck wegnimmt. Der Gedanke, dass ich jetzt wie ein König essen könnte, erfüllte mich mit unfassbarer Freude ... bis mir bewusst wurde, dass ich zugleich wie ein Finanzminister denken sollte. Denn obwohl ich alles essen durfte, musste ich ja aufpassen, nicht das Kaloriendefizit zu sprengen.

Mein erster Tag endete damit, dass ich so viel „Königliches" in mich hineinstopfte, dass ich kurzzeitig dachte, meine Fastenstrategie sei eher „16 Stunden fluchen, 8 Stunden futtern". Ein kompletter Planungsfehler meinerseits: Ich hatte das Konzept „bewusstes Essen" wohl etwas zu wörtlich genommen. Thomas schüttelte nur grinsend den Kopf und sagte: „Du fastest nicht, du hältst nur ein 8-Stunden-Buffet ab."

Die erste Woche Intervallfasten brachte eine unerwartete Erkenntnis: Die Zeit zwischen 12 und 20 Uhr vergeht verdammt schnell! Es ist, als ob mein Magen ein bisschen böse auf die Uhr wäre, weil sie mir nicht mehr Zeit für Snacks lässt. Da ich nur so viel essen konnte, wie es meine Kalorienbilanz erlaubte, musste ich kreativ werden. Also begann ich, gesunde und sättigende Mahlzeiten zu kochen – Linsensuppen, Gemüsepfannen und Snacks mit Hummus. Das war nicht nur lecker, sondern sorgte auch dafür, dass ich nicht aus Verzweiflung in die Schublade mit den Süßigkeiten griff.

Nach 20 Uhr gibt es im Intervallfasten ein ungeschriebenes Gesetz: Essen ist verboten. Komplett. Selbst der Anblick einer Scheibe Brot wird zur mentalen Herausforderung. Die schlimmsten Momente hatten Thomas und ich kurz vor dem Schlafengehen. Während er gemütlich mit einer Schale Chips auf dem Sofa saß und Netflix schaute, kaute ich wütend auf einem Stück Zahnseide herum, um mich vom Gelüst nach besagten Chips abzulenken. „Kannst du wenigstens heimlich essen, während ich nicht im Raum bin?", fragte ich einmal. Seine Antwort: „Das wäre Verstecken und nicht Intervallfasten – mach du einfach die Augen zu." Sehr hilfreich.

Doch nach ein paar Tagen passierte etwas Erstaunliches: Mein Körper begann, sich an den Rhythmus zu gewöhnen. Ich fühlte mich tatsächlich leichter – nicht nur physisch, sondern auch mental. Es gab keine ständige Frage „Was esse ich jetzt?", weil ich nur ein begrenztes Zeitfenster hatte. Und die Idee, bewusst zu essen, fing an, mehr Sinn zu machen. Mein Hunger wurde kontrollierbarer, und ich begann, die Fastenzeit zu schätzen – okay, vielleicht nicht alle 16 Stunden, aber immerhin die Momente, in denen ich mal nicht wie eine eingesperrte Raubkatze durch die Küche tigern wollte.

Nach zwei Wochen Intervallfasten war ich völlig baff: Mein Energielevel war höher, meine Laune besser (nach den ersten Tagen Grummelphase, versteht sich), und die Waage zeigte tatsächlich ein paar Kilo weniger an! Aber das Beste war: Ich fühlte mich leicht, nicht nur körperlich, sondern auch im Kopf.

Statt ständig über Essen nachzudenken, freute ich mich auf mein 8-Stunden-Fenster und konnte es wirklich genießen.

Natürlich gab es auch Rückschläge. Wie den Fasten-Samstag, an dem ich unbedingt Freunde besuchen musste, die für mich extra ein Käse-Buffet aufgebaut hatten ... um 10 Uhr morgens. Oder den Geburtstagskuchen einer Kollegin, der mich schamlos anlachte, obwohl es erst 11 Uhr war. Dennoch lernte ich, dass Intervallfasten keine Strafe ist, sondern eine Gewohnheit – und wie alle Gewohnheiten braucht es Geduld und Übung.

Am Ende habe ich festgestellt, dass Intervallfasten kein magisches Wundermittel ist – es erfordert genauso Planung, Disziplin und ein bisschen Humor wie jede andere Ernährungsform. Aber es funktioniert, wenn man dranbleibt! Ich habe gelernt, bewusster zu essen, Kalorien nicht zwanghaft zu zählen und für mich selbst eine Balance zu finden.

Heute esse ich meist im 12:12-Rhythmus – ein Kompromiss aus Realität und Genuss. Thomas nennt mich jetzt „Intervall-Diplomatin" und schlägt vor, dass ich meine eigene Fastenregel erfinde: „Essen wie ein König, trinken wie ein Kamel und naschen wie eine Maus."

Wer weiß, vielleicht schreibe ich dazu auch mal ein Buch!

Das Cheat-Day-Dilemma

Ah, der Cheat Day – dieser magische Tag in der Woche, an dem alle Ernährungsregeln kurz Pause machen und man endlich wieder sein kann, wer man wirklich ist: ein Mensch mit einer gesunden Portion Heißhunger auf alles, was die restlichen sechs Tage verboten war. Es ist wie Weihnachten und Geburtstag zusammen, nur dass man sich die Geschenke selbst macht und sie alle essbar sind.

Die Theorie hinter dem Cheat Day klingt eigentlich ganz vernünftig: Man hält sich sechs Tage strikt an seinen Ernährungsplan, und am siebten Tag darf man sündigen. Klingt biblisch, oder? Nur dass Gott am siebten Tag ruhte, während wir aktiv dabei sind, unseren Stoffwechsel komplett zu verwirren. „Heute ist alles erlaubt!" – mit diesem Kampfschrei beginnt der Tag meist schon beim Frühstück, wo das gesunde Müsli plötzlich gegen Pancakes, Nutella-Brote und vielleicht noch ein Croissant eingetauscht wird. Schließlich muss man den Tag optimal nutzen!

Das Problem beim Cheat Day ist nur: Wo zieht man die Grenze? Ist es okay, zum Frühstück eine ganze Packung Kekse zu essen, weil man ja theoretisch noch 16 Stunden hat, um weitere kulinarische Sünden zu begehen? Und was ist mit der Pizza zum Mittag, gefolgt von einem Nachmittagssnack bestehend aus Chips, Schokolade und vielleicht noch einem kleinen Eisbecher? Schließlich kommt dann noch das Abendessen – und weil es ja der letzte Cheat Day der Woche ist, muss man natürlich auch hier nochmal alles geben.

Ich erinnere mich an meinen ersten offiziellen Cheat Day. Ich hatte die ganze Woche brav Salat gegessen, Kalorien gezählt und Wasser getrunken. Als der große Tag endlich da war, fühlte ich mich wie ein Kind im Süßigkeitenladen – mit Kreditkarte und ohne Aufsicht. Das Ergebnis? Am Ende des Tages lag ich auf der Couch, unfähig mich zu bewegen, und fragte mich, ob man von zu viel Essen tatsächlich platzen kann. Wissenschaftlich gesehen wahrscheinlich nicht, aber ich war kurz davor, diese Theorie zu widerlegen.

Thomas hat da einen ganz anderen Ansatz. Er nennt es „kontrolliertes Schummeln". Während ich am Cheat Day plane wie ein Generalstabsoffizier vor der Schlacht (welche Bäckerei öffnet am frühesten? Wo gibt's die beste Pizza? Wie viele verschiedene Süßigkeiten passen in einen Einkaufswagen?), isst er einfach „ein bisschen mehr" als sonst. Ein Konzept, das mir etwa so logisch erscheint wie vegane Leberwurst.

Das Tückische am Cheat Day ist auch die mentale Komponente. Man verbringt die anderen sechs Tage damit, sich auf diesen einen Tag zu freuen und Listen zu erstellen, was man alles essen „darf". Das führt dann dazu, dass man am besagten Tag versucht, sechs Tage Enthaltsamkeit in 24 Stunden zu kompensieren. Die Mathematik dahinter ist ungefähr so solide wie der Versuch, eine Woche Schlafmangel mit einem 24-Stunden-Schlafmarathon auszugleichen.

Dann gibt es da noch die Frage nach der Definition von „Schummeln". Ist es schon geschummelt, wenn man am Dienstag ein extra Stück Schokolade isst? Oder muss es schon die ganze Tafel sein? Und was ist mit dem „kleinen Ausrutscher" am Donnerstag – zählt der schon als vollwertiger Cheat oder nur als „Cheat light"?

Die Grauzone zwischen erlaubtem Snack und Ernährungssünde ist ungefähr so groß wie mein schlechtes Gewissen nach einem durchgeführten Cheat Day.

Die Wissenschaft sagt übrigens, dass geplante Cheat Days durchaus sinnvoll sein können. Sie sollen den Stoffwechsel ankurbeln und verhindern, dass der Körper sich zu sehr an die reduzierte Kalorienzufuhr gewöhnt. Was die Wissenschaft allerdings nicht erwähnt: Wie man den inneren Schweinehund davon überzeugt, dass ein Stück Kuchen reicht und nicht gleich die ganze Konditorei geplündert werden muss.

Mit der Zeit entwickelt man seine eigenen Strategien im Umgang mit dem Cheat Day. Manche verteilen ihre „Cheats" über die Woche – jeden Tag eine kleine Sünde statt einmal die große Völlerei. Andere machen aus dem Cheat Day ein Cheat Meal – also nur eine Mahlzeit, bei der die Regeln ausgesetzt werden.

Und dann gibt es noch die Hardcore-Fraktion, die sich strikt an ihren einen Tag hält und dann aber auch wirklich ALLES isst.

Meine persönliche Erkenntnis nach vielen Versuchen und Irrtümern: Ein Cheat Day sollte nicht wie eine Generalamnestie für alle Ernährungssünden behandelt werden. Es ist eher wie ein kleiner Urlaub vom strengen Essensregime – man darf die Seele baumeln lassen, aber vielleicht nicht gleich das komplette All-Inclusive-Büfett leeressen. Außerdem habe ich festgestellt: Je weniger man den Tag plant, desto entspannter geht man damit um.

Letztendlich ist das Cheat-Day-Dilemma vielleicht gar nicht so kompliziert. Es geht darum, eine Balance zu finden zwischen vernünftiger Ernährung und dem Genuss, den Essen nun mal auch bereiten soll. Oder wie meine Oma immer sagte: „Ein bisschen Sünde muss sein – sonst hat man ja gar nichts zu beichten."

In diesem Sinne: Genießen Sie Ihre Cheat Days, aber vielleicht nicht so exzessiv, dass Sie am nächsten Tag Ihre Hose nicht mehr zubekommen. Und denken Sie immer daran: Auch wenn Sie am Cheat Day „gesündigt" haben – morgen ist ein neuer Tag. Einer von den sechs „braven" Tagen zwar, aber immerhin einer, an dem Sie schon wieder vom nächsten Cheat Day träumen können. Denn das ist vielleicht das Schönste am ganzen Konzept: Die Vorfreude auf den nächsten erlaubten Ausrutscher ist fast so gut wie der Ausrutscher selbst. Fast.

Sport und Bewegung: Ein Liebespaar mit Höhen und Tiefen

Sport und ich – das war nie Liebe auf den ersten Blick. Um ehrlich zu sein, war es nicht mal Sympathie. Schon in der Schule gehörte ich zu den Kids, die beim Mannschaftssport immer als Letztes gewählt wurden. Beim Völkerball war ich ein stehendes Ziel, beim Hochsprung eine formschöne Bauchlandung und beim 100-Meter-Lauf durfte ich mir vom Sportlehrer anhören: „Schön, dass du uns heute noch beehrst." Sport war einfach nicht mein Ding – und das war völlig okay für mich.

Bis zu dem Tag, an dem ich vom Arzt hörte, dass Bewegung doch „wirklich sinnvoll" wäre. Warum Ärzte immer so schmucklose Wörter wie „sinnvoll" benutzen, werde ich nie verstehen. Hätte er gesagt, dass Sport mich in ein athletisches Supermodel verwandelt, wäre ich motivierter gewesen. Aber „gut für die Gesundheit"? Mein innerer Schweinehund kicherte nur und rollte sich wieder ein.

Trotzdem wollte ich es probieren. Man wird ja schließlich nicht jünger, und die alten Jeans zwickten mittlerweile verdächtig unfreundlich. Mein erster Versuch war Joggen. Alle tun es, also muss es doch einen Grund geben, dachte ich. Es stellte sich heraus: Der Grund ist vermutlich, dass Joggen erfunden wurde, um Menschen zu zeigen, wie schlecht ihre Kondition wirklich ist. Nach fünf Minuten keuchender Qual wünschte ich mir sehnlichst, ein Hund würde mich verfolgen, damit ich wenigstens einen echten Grund hätte, so erbärmlich davonzulaufen. Als Thomas mich fragte, wie es lief, antwortete ich: „Ich bin emotional gestürzt."

Also suchte ich nach Alternativen. Fitnessstudios schienen erfolgversprechend – zumindest sahen die Leute auf den Werbebroschüren glücklich aus, wenn sie mit Gewichten jonglierten. Die Realität war weniger glamourös. Statt lächelnden Models traf ich auf Bodybuilder, die aussahen, als könnten sie mich mit einem Finger hochheben, und auf motivierte Trainerinnen, die fragten: „Und, wie fühlt sich die Plank an?"

Meine ehrliche Antwort wäre: „Wie der direkte Weg ins Jenseits." Aber ich lächelte nur gequält und flehte innerlich um das Ende der Einheit.

Nach dem Fitnessstudio-Fiasko beschloss ich, etwas „Sanftes" zu probieren – Yoga. Ich stellte mir entspannte Dehnübungen, Kerzenlicht und melodische Klangschalen vor. Was ich bekam, war eine Lehrerin namens Ines, die mit geradezu beängstigender Energie „Krieger 3" rief, während ich verzweifelt versuchte, die Balance meines Lebens zu finden. Bei der Position „herabschauender Hund" stellte ich fest, dass mein Gleichgewichtssinn offenbar Urlaub gemacht hatte. Nach der Stunde sagte Ines zu mir: „Der Weg zur inneren Mitte beginnt mit Geduld." Sehr weise – aber leider war mein Körper stur wie ein störrischer Esel.

Aber ich wollte mich nicht geschlagen geben. Schließlich gibt es unzählige Sportarten! Vielleicht war Tanzen meine große Liebe? Spätestens bei einer Zumba-Stunde fand ich heraus, dass mein Körper offenbar den Takt nicht erfunden hat. Während alle anderen elegant mit Hüfte und Armen wippten, wirbelte ich herum, als hätte ich einen imaginären Bienenschwarm zu vertreiben. Selbst die Trainerin hatte Mitleid in ihren Augen.

Doch dann passierte das Undenkbare. Bei einem Spaziergang (meiner letzten Ausrede, um nicht wirklich Sport zu treiben) empfand ich plötzlich so etwas wie Freude. Es war ein herrlicher Sommerabend, die Luft war lau, und ich spürte, dass mein Körper mir auf seine merkwürdige, verschwitzt glühende Art dafür dankte, dass ich ihn in Bewegung brachte. Spazieren, dachte ich, das ist doch Bewegung! Also begann ich, regelmäßige Runden zu drehen. Kein Druck, keine Planks, keine imaginären Hunde – nur ich, meine Schuhe und die Natur. Zeitweise nahm ich sogar Thomas mit. Sein Kommentar: „Ich fühl mich wie ein Wal, der langsam ans Ufer rollt." Wir waren offensichtlich ein Fitness-Traumpaar.

Mit der Zeit traute ich mich an mehr. Kleine Fitness-Routinen zuhause mit YouTube-Videos (der Vorteil ist, dass man die quälende Trainerin auch mal auf stumm schalten kann).

Ein bisschen Fahrradfahren und ja, Zumba konnte ich auch noch eine zweite Chance geben – diesmal ohne Publikum. Es wurde besser! Nicht perfekt, wohlgemerkt, aber besser. Und irgendwann passierte das Verrückte: Ich begann, mich auf diese kleinen Bewegungen zu freuen. Nicht, weil ich plötzlich Lust auf Schweiß hatte, sondern weil ich danach das triumphierende Gefühl genoss, etwas Sinnvolles für meinen Körper getan zu haben – und das ganz ohne Sturz oder emotionale Zusammenbrüche.

Sport und ich sind also noch kein klassisches Liebespaar, aber wir führen mittlerweile eine funktionierende Beziehung mit Höhen und Tiefen. Und manchmal, an guten Tagen, fühle ich mich fast wie dieser Jogger aus der Werbung – na ja, bis ich über die eigene Schnürsenkelkonstruktion stolpere. Aber hey, immerhin bewege ich mich! Und das ist wohl am Ende die wahre Liebesgeschichte.

Wie viele Schnitzel kann ich mir leisten?

Die Sache mit dem Kalorienverbrauch beim Sport ist ja so eine Geschichte. Man schwitzt wie ein Marathonläufer, keucht wie eine alte Dampflok und fragt sich dann am Ende der Tortur nur eines: „Wie viele Schnitzel habe ich mir jetzt erarbeitet?" Es ist die eine große Rechnung, die im Kopf aller Sporttreibenden mitschwingt. Aber ich habe schlechte Nachrichten: Sport ist offensichtlich nicht der Feind der Kalorien, den wir gerne hätten.

Mein persönlicher Realitätsschock kam, als ich nach einem fürchterlichen 30-minütigen Workout – legen Sie bitte Wert auf das fürchterlich – erfuhr, dass ich gerade mal knapp 200 Kalorien verbrannt hatte. 200 Kalorien! Das ist ein kleines High-Five von einer halben Tafel Schokolade. Ich hatte damit gerechnet, dass mir so was wie ein halber Käsekuchen winkt, aber stattdessen reichte es gerade für einen Mini-Schokoriegel. Und selbst da würden wir über die kleine Größe streiten.

Noch schlimmer wurde es, als ich mich in die mathematische Welt des Kalorienverbrauchs vertiefte. Joggen? Ungefähr 300 Kalorien in 30 Minuten, dafür schwitze ich aber wie ein Frittierfett-Eimer auf hoher Flamme. Fahrradfahren bei gemütlicher Geschwindigkeit? Vielleicht 250 Kalorien. Mir wurde schnell klar, dass ich bei dieser Bilanz meine Liebe zu Schnitzeln besser noch mal überdenken sollte. Schließlich hat ein ordentlich paniertes Schnitzel, je nach Größe und Beilagen, locker über 600 Kalorien. Mit einer Portion Pommes dazu sprengen wir die 1.000er-Marke schneller, als ich „zusätzlich noch Ketchup" sagen kann. Um das abzuarbeiten, müsste ich also ungefähr drei Stunden auf dem Spinning-Rad verbringen – und wir reden hier von vollem Einsatz mitten im Schwitzinferno.

Aus dieser Erkenntnis heraus entwickelte ich eine neue Herangehensweise an den Sport. Ich nenne es das „Schnitzelkalorien-Verhältnis". Jedes Mal, wenn ich mich aufraffe, die Beine zu schwingen oder die Hanteln zu heben, stelle ich mir die Frage: „Sind diese Kalorien den Muskelkater morgen wert?"

Wenn die Antwort Nein lautet, bleibe ich lieber auf der Couch, spare mir den Aufwand und nutze die Energie für geistige Ergüsse wie diesen Text hier. Aber wenn die Antwort Ja ist – dann gehe ich die Sache an. Denn hey, die Möglichkeit auf ein paniertes Lächeln später motiviert seltsamerweise doch.

Besonders absurd wurde die Kalorien-Rechnerei beim Thema Snacks, da ich ja selten nur ein Hauptgericht rechnerisch ausgleichen will. Wissen Sie, wie viele Jumping Jacks, auch bekannt als Hampelmänner, man machen muss, um eine Handvoll Chips zu neutralisieren? Ich habe es nachgerechnet: Etwa 500. Unglaublich, oder? Eine einzige bescheidene Handvoll Chips kann sich dermaßen teuer rächen. Und dann sehe ich Thomas, wie er gemütlich eine ganze Tüte inhaliert und dabei sagt: „Ich brauche heute nichts Gesundes. Ich habe genug Gemüse gesehen, als ich die Kräuter auf der Packung angeschaut habe." Was soll man da noch sagen?

Natürlich gibt es auch Sportarten, die mehr Kalorien verbrennen. Eine Stunde Schwimmen soll beispielsweise 500 bis 700 Kalorien verbrauchen, je nachdem, wie engagiert man durchs Becken pflügt. Das klang für mich wie ein Jackpot – bis ich gemerkt habe, dass das Schwimmen genau 23 Minuten Spaß macht und danach eher an Überlebenstraining erinnert. Und eine Punktlandung auf der Kalorienrechnung gelingt sowieso nicht, wenn man sich nach dem Schwimmen am Kiosk mit einer Eiswaffel belohnt. Es ist wie ein ewiger Teufelskreis, bei dem Kilo gegen Kilo kämpft.

Die nächste Kalorien-Offenbarung kam beim Thema Tanzen. Salsakurs, sagte ich mir, das verbrennt doch bestimmt ordentlich, ist spaßig, und vielleicht lerne ich auch endlich, meine zwei linken Füße zu koordinieren. Eine Stunde intensives Tanzen schafft es tatsächlich, 400 bis 500 Kalorien loszuwerden. Also nicht schlecht – aber ehrlich gesagt war ich nach zwei Minuten eher damit beschäftigt, nicht meinem missmutigen Tanzpartner auf die Füße zu fallen als graziös Kalorien zu verbrennen.

Außerdem verliebt sich bei einem Salsakurs niemand in „diesen dynamischen Menschen am Rand mit dem konstant entgleisten Gesichtsausdruck".

Mein persönlicher Tiefpunkt kam beim Thema Krafttraining. Muskeln verbrauchen mehr Kalorien, sagte man mir. Also quälte ich mich durch schreckliche Kniebeugen-Sätze, während meine inneren Oberschenkel auf einer Schmerzskala von 1 bis „Horrorfilm-Schrei" tanzten, lediglich um zu erfahren: Der Muskelaufbau stellt sich allenfalls nach Monaten ein – und selbst dann nutzen die angehäuften Muskeln nur ein paar Kalorien extra, nicht gleich die ganze Speisekarte. Bedeutet also, dass ich weiterhin für meinen Schnitzelkonsum mit Bankdrücken kämpfen muss – leider aber nur, um den Steakhouse-Salat danach zu metabolisieren.

Zum Glück habe ich nach und nach gelernt, dass es beim Sport nicht nur um Kalorien geht. Es ist ein Bonus, ja, aber Sport hat noch andere Vorteile, die mindestens ebenso guttun wie ein Schnitzel. Frische Luft beim Spazierengehen, Endorphine nach einer Fahrradtour oder die Genugtuung, wenn man fünf Minuten Planking überlebt hat, ohne vollständig ins Nichts abzugleiten – das alles wirkt wohltuend auf Körper und Geist. Sport sorgt nicht nur für ein Kaloriendefizit, sondern stärkt auch die Muskeln, das Herz und das Selbstbewusstsein.

Am Ende habe ich deshalb beschlossen: Ich werde Sport weiterhin machen, nicht weil ich stur Kalorien abarbeiten will, sondern weil ich das Gefühl genieße, danach etwas geschafft zu haben. Und der Gedanke an Schnitzel? Na ja, den behalte ich einfach als kleines, motivierendes Hintertürchen im Kopf. Schließlich darf man sich ja auch mal etwas gönnen – natürlich immer im Verhältnis zwischen Aufwand und Belohnung. All das mit der Relaxed-Formel: „Ein Schnitzel passt schon rein ... spätestens nach zwei Wochen Workouts!"

10.000 Schritte täglich: Der Weg zum Glück (und zur Schokolade)

10.000 Schritte täglich – das klingt zunächst nach einem netten, simplen Ziel. Man geht ein bisschen spazieren, zählt die Schritte, freut sich über die Bewegung, und am Ende wartet das Glück auf einen – und vielleicht noch ein Stück Schokolade als Belohnung. Doch lassen Sie mich Ihnen sagen, diese 10.000 Schritte haben es in sich. Sie sind nicht nur ein Fitnessziel, sie sind eine Lebensaufgabe. Eine Mission. Eine Art Abenteuer mit unvorhergesehenen Wendungen. Denn spätestens nach dem ersten Versuch wird klar: Das sind ziemlich viele Schritte.

Mein erster Kontakt mit dieser ominösen „10.000-Schritte-Regel" war, als ich mir einen Fitness-Tracker zulegte. Die Werbung versprach, dass die kleine Uhr an meinem Handgelenk mein Leben verändern würde. „Motivation auf Knopfdruck!", hieß es.

Was ich bekam, war eine Mini-Diktatorin, die mich bei jeder Regung daran erinnerte, wie faul ich war. „Zeit, aufzustehen!", vibrierte sie, während ich um 23 Uhr gemütlich auf der Couch lag. „Noch 8.000 Schritte übrig!", meldete sie sich nach einem durchaus aktiven Frühstücksspaziergang. Selbst am Wochenende war sie unerbittlich: „Noch 3.652 Schritte fehlen!" Es war, als hätte ich mir für teures Geld einen schrittbasierten Drill-Sergeant zugelegt.

Die Härte dieser Aufgabe wurde mir an einem verregneten Dienstag bewusst. Ich hatte an diesem Tag das Büro kaum verlassen, und es war bereits 18 Uhr. Ein Blick auf den Tracker zeigte ernüchternde 1.745 Schritte an. Das waren bestenfalls die Schritte vom Bett zur Kaffeemaschine, ins Auto und vielleicht zur Mikrowelle in der Büroküche. Die Mission war klar: Ich musste die Wohnung verlassen. Es regnete zwar Bindfäden, aber meine Ehre (und die bedrohlich vibrierende Uhr) ließ mir keine andere Wahl. Also stapfte ich mürrisch im Regen im Kreis um den Block – vermutlich sah ich aus wie eine nasse Katze, die den letzten Rest Würde zu verlieren droht.

Aber hey, es waren Schritte. 10.000 zum Glück? Eher 10.000 zur Erkältung.

Natürlich gibt es Tricks, um diese Schritte im Alltag einzubauen. Treppe statt Aufzug? Fantastisch ... sobald sich die Lunge wieder auf normale Größe verkleinert hat. Einkaufen zu Fuß? Eine brillante Idee, bis man fünf schwere Tragetaschen durch die halbe Stadt schleppen muss, während die Armkraft langsam nachlässt. Bei solchen Versuchen wird einem schmerzlich bewusst, dass das Leben sich nicht um die 10.000 Schritte dreht, sondern die 10.000 Schritte um das Leben herum irgendwie hineingequetscht werden müssen.

Interessant wird es, wenn man andere beobachtet, die ebenfalls Schrittziele verfolgen. Menschen, die hektisch mit hochgezogenen Schultern durch den Park marschieren, als wären sie auf einer geheimen Mission. Paare, die auf Familienfeiern plötzlich „kurz eine Runde drehen" – willkürlich durch Wohnzimmer und Garten, nur um die magische Zahl zu erreichen. Oder Thomas, der eines Abends feststellte, dass er noch 2.000 Schritte brauchte und deshalb begann, durch unser Wohnzimmer zu laufen, während er gleichzeitig fernsehen wollte. Schon mal jemand gesehen, der nervös im Kreis läuft, während auf dem Fernseher eine Kochshow läuft? Ich sage nur: Multitasking erreicht hier eine ganz neue Ebene.

Aber das größte Abenteuer beginnt, wenn man sich mit den Kalorien auseinandersetzt, die diese 10.000 Schritte angeblich verbrennen sollen. Laut einer App entsprechen sie ungefähr 400 bis 500 Kalorien. Das klingt gar nicht so schlecht – bis man feststellt, dass das gerade mal genug ist für ein Stück Kuchen. Oder eine Tafel Schokolade. Oder einen einzigen Burger. Plötzlich fragt man sich, warum man überhaupt läuft, wenn der Gewinn am Ende so ... bescheiden ist. Andererseits motiviert es dann doch. Der Gedanke an Schokolade hat schon oft den Unterschied ausgemacht. Vielleicht sollten Fitness-Apps direkt mit Schokoladen-Lieferdiensten zusammenarbeiten: „Gratuliere! Du hast 10.000 Schritte geschafft. Dein Belohnungsriegel ist auf dem Weg!"

Doch man darf diese Regel nicht zu ernst nehmen. An einem bestimmten Punkt merkte ich, dass ich mich auf absurde Weise dabei ertappte, Schritte um ihres Willens zu machen. Ich ging weite Umwege zum Briefkasten, nur um ein paar zusätzliche Meter zu sammeln. Ich parkte mein Auto in der letzten Ecke des Supermarkt-Parkplatzes, was bei Regen und Wind nicht immer die klügste Entscheidung war. Es gab sogar Momente, da lief ich nur von Zimmer zu Zimmer, um meine Statistik zu verbessern. Und irgendwann fragte ich mich: „Werde ich hier fitter – oder einfach nur verrückt?"

Trotz all dem liebe ich das Konzept der 10.000 Schritte mittlerweile. Es hat etwas Spielerisches, etwas Herausforderndes. Es zwingt mich, mehr in Bewegung zu kommen, auch wenn es manchmal ein bisschen lächerlich wirkt. Ich habe Spazierwege in meiner Stadt entdeckt, von denen ich gar nicht wusste, dass sie existieren. Ich bin an Orte gelaufen, weil ich dachte: „Noch 200 Schritte, komm schon!" Und ob Sie es glauben oder nicht: Ich habe tatsächlich bemerkt, dass ich fitter geworden bin. Plötzlich sind Treppen nicht mehr der Endgegner. Plötzlich fühlt sich die Bewegung viel natürlicher an. Vielleicht erreicht man das sprichwörtliche Glück also nicht nur durch die Schritte an sich, sondern durch das, was sie mit einem machen. Und die Schokolade? Na ja, die ist eben einfach der Bonus.

10.000 Schritte täglich – sie sind kein Dogma, aber sie sind der Anfang einer netten kleinen Reise. Auch wenn sie manchmal im Kreis um den Wohnzimmertisch führt.

Bergwandern: Wenn der Hintern in den Himmel schaut

Bergwandern — schon das Wort klingt nach einer romantischen Freizeitaktivität. Frische Luft, grandiose Ausblicke, der Duft von Tannen und vielleicht ein Picknick auf dem Gipfel. Genau diese Postkarten-Idylle hatte ich im Kopf, als Thomas vorschlug: „Lass uns doch mal wandern gehen!" Ich nickte begeistert, packte eine sinnlos große Brotzeit und zog die bequemsten Sneakers an, die ich finden konnte. So naiv wie an diesem Morgen war ich selten. Bergwandern klingt harmlos, aber ich war nicht darauf vorbereitet, dass ich meinen Hintern in den Himmel schieben würde — und zwar keuchend.

Es beginnt ja immer ganz idyllisch. Der Weg am Fuß des Berges ist breit, flach, und man schlendert entspannt vor sich hin. Die Vögel zwitschern, das Wasser eines Bächleins plätschert, und ich dachte mir: „Das fühlt sich doch fast an wie ein Spaziergang!" Doch dann kommt er — der Moment, in dem der Berg beschließt, ein Berg zu sein. Plötzlich verwandelt sich der gemütliche Pfad in eine steile Rampe, und ich fühlte zum ersten Mal in meinem Leben, wie sich mein Puls gleichzeitig mit der Steigung verdoppelte. „Es geht doch nur ein bisschen nach oben", tröstete Thomas mich, während ich verzweifelt zitternd mein Wasser verschüttete.

Bergaufgehen ist eine ganz eigene Kunst, vor allem, wenn man nicht genau weiß, wie lange man sich noch quälen muss. Jeder Schritt fühlt sich an, als würde man eine persönliche Fehde mit der Schwerkraft austragen. Mein Atemrhythmus klang dabei wie eine schlecht abgestimmte alte Dampflok: „Pffft-haaa-keuch-haaaaargh!" Der Gipfel, das Ziel quasi, ist dabei immer außer Sichtweite, sodass man sich fragt, ob der Weg nicht in eine Parallelwelt führt. Und natürlich gibt es da diese Menschen, die einen laufend überholen — topfit, als hätten sie Laufschuhe anstelle von Füßen.

Selbst die Achtzigjährigen mit Nordic-Walking-Stöcken rauschten an mir vorbei, während ich mit Seitenstechen kämpfte, das sich anfühlte, als würde mein Bauch gleich explodieren.

Die Sache mit dem Hintern? Oh ja, das ist ein wesentlicher Aspekt des Bergwanderns. Man sagt immer, es sei gut für die Rückseite – dieser Muskel werde dabei besonders trainiert. Ich kann bestätigen, dass mein Hintern zweifellos der Hauptheld des Tages war – in schmerzhafter Hinsicht. Bergauf schiebt man ihn tapfer nach oben, und bergab setzt man ihn beinahe als Bremse ein. Nach einer gewissen Zeit war ich mir nicht sicher, ob ich meine Beine überhaupt noch bewegen konnte oder ob mein Oberkörper einfach schräg nach vorne fiel und den Rest automatisch hinterherzog. Aber es heißt ja: „Wenn der Hintern in den Himmel schaut, weißt du, dass es bergauf geht." Ich glaube, das war als Motivationsspruch gemeint.

Zwischenzeitlich gibt es diese kurzen Momente, in denen man innehält, um sich die Aussicht anzusehen. „Ist das nicht traumhaft?", fragte Thomas, während ich keuchend an meiner Wasserflasche nuckelte. Es stimmte ja: Die Landschaft war wirklich wunderschön. Die Berge ragten majestätisch in den Himmel, die Täler breiteten sich weit unter uns aus, und die Luft roch sauberer als in der Stadt. Aber glauben Sie mir, wenn man dazu kurz nach Luft hechelt und seine Herzfrequenz gefühlt im Formel-1-Modus ist, denkt man weniger poetisch und mehr in Richtung: „Ich will, dass dieser Berg eingeebnet wird!"

Man kommt auch sehr nah an seine eigenen Grenzen. Im Ernst, beim Bergwandern lernt man sich und seine Willenskraft besser kennen als jemals zuvor. Als ich sah, wie weit der Weg auf dem Schild noch war – 2,4 km bis zum Gipfel! – brauchte ich eine Pause, um mit meinem inneren Schweinehund zu verhandeln. „Noch 2,4 km? Das ist doch zu schaffen", sagte Thomas optimistisch. Mein Schweinehund hingegen murmelte etwas wie: „Dreh um und such die nächste Berghütte, wo es Bier und Schnitzel gibt."

Letztendlich gewann Thomas, aber glauben Sie mir, mein Schweinehund ist seit diesem Tag weniger freundlich zu ihm.

Und dann, irgendwann, passiert das Magische: Man erreicht den Gipfel. Dieser Moment, in dem man über den Rand der Schwelle tritt, sich umblickt und die ganze Welt zu Füßen hat! Atemberaubende Ausblicke, ein kühler Wind, der ins Gesicht weht, und plötzlich weiß man wieder, warum man sich dieser Herausforderung gestellt hat. Es ist ein Gefühl der Freiheit, des Sieges, und ja, auch des Stolzes. Ich war fast so gerührt, dass ich vergessen habe, wie sehr meine Beine und mein Hintern brannten. Thomas umarmte mich und meinte: „War doch gar nicht so schlimm, oder?" Meine Antwort: „Lass mich bitte drei Tage lang nicht mehr laufen."

Natürlich ist der Abstieg ein weiteres Abenteuer. Viele behaupten, er sei leichter, weil die Schwerkraft nur noch mitzieht. Aber diese Menschen haben nie miterlebt, wie die Knie nach einer Stunde Dauerbremse protestieren oder wie man versucht, auf unebenen Felsen nicht wie ein tollpatschiger Gorilla auszurutschen. Außerdem wusste ich: Unten angekommen, wartet kein „episches Ziel", sondern nur das gute alte, schnöde Tal. Wenigstens konnte ich mich auf die Brotzeit freuen, die ich doch tatsächlich den ganzen Weg mitgeschleppt hatte.

Am Ende kann ich sagen: Bergwandern ist anstrengend und manchmal schmerzhaft. Aber es ist es auch wert. Jeder Schweißtropfen, jeder Schritt, jeder keuchende Atemzug – sie alle führen zu einem Gefühl, das sich schwer in Worte fassen lässt. Außerdem: Nach so einer Tour kann man Schokolade und Schnitzel genießen, ohne schlechtes Gewissen. Man hat sie sich schließlich ehrlich erarbeitet – mit nichts weniger als einem Hintern, der den Himmel gesehen hat.

Von Eisdielen-Radlern und Lycra-Menschen

Radfahren ist angeblich die große, nachhaltige Liebe: umweltfreundlich, gesund, und außerdem kann man dabei ordentlich Kalorien verbrennen. Naja, so viel zur Theorie. In der Praxis war meine erste Begegnung mit einem Fahrrad in der Kindheit ein einziger Kampf gegen die Schwerkraft. Wann genau man bei der Entwicklung dieses Fahrzeugs entschieden hat, dass zwei dünne Reifen die Balance einer wackelnden Dreijährigen halten können sollten, wird für mich immer ein Rätsel bleiben. Aber ich gebe zu, sobald ich es damals irgendwann halbwegs hinbekam, fühlte es sich an wie der erste große Schritt in die Freiheit. Oder besser gesagt: der erste große Tritt in die Pedale.

Heute jedoch ist Radfahren für mich eine ganz andere Geschichte. Als Erwachsene stellte ich fest, dass es nicht mehr automatisch die Leichtigkeit von früher hat. In meiner romantischen Vorstellung wollte ich eine von diesen lässigen Menschen werden, die mit wehenden Haaren über idyllische Landstraßen gleiten, vielleicht ein kleines Körbchen mit Blumen am Lenker baumelnd. Die Realität? Schon auf meinem ersten Ausflug seit Jahren schnaufte ich nach etwa drei Minuten wie ein Urzeitelefant auf der Flucht, und dabei hatte ich das Fahrrad noch nicht einmal komplett aus der Stadt herausgefahren. Thomas, mein Mann und bekennender Rad-Enthusiast, fuhr kreisend um mich herum, während ich keuchend versuchte, den Bordsteinabschnitt zu meistern, der verdächtige fünf Grad Steigung aufwies.

Natürlich weiß ich, dass man mit dem Rad Kalorien verbrennt. Das macht allerdings wenig Eindruck, wenn man sich nach der ersten Steigung fühlt, als hätte man gerade den Mount Everest erklommen. „30 Minuten Radfahren können über 300 Kalorien verbrennen", sagte Thomas begeistert, als er mich mit motivierenden Sätzen zu einem Wochenendausflug überredete. Er erwähnte jedoch nicht, dass „300 Kalorien verbrennen" bei mir ungefähr so lange dauert wie eine Stunde innerer Verzweiflung – und dass dafür auch nicht die vermeintlich flachen Wege verantwortlich sind, sondern die wunderbaren, unsichtbaren Anstiege, die in jedem Straßensystem wie hinterhältige Schwerkraftfallen lauern.

Dann wäre da noch die Sache mit der Sitzposition. Wer bitte hat diesen Sattel designt? Nach den ersten fünf Kilometern fühlte sich mein Allerwertester an, als hätte ich versucht, ihn über einen Schraubstock zu dehnen. Komfortabel ist anders. Ich verstehe, dass Radprofis Hardcore sind und sich ihren Hintern vermutlich aus Stahl maßschneidern lassen. Aber für Gelegenheitsfahrer wie mich müsste es doch bequemere Alternativen geben, oder? Hier beginnt man den Wert von ordentlich gepolsterten Radlerhosen zu verstehen – ein Kleidungsstück, das niemals wirklich gut aussieht, den Schmerz aber zumindest im Zaum hält.

Natürlich darf man die lieben Mitmenschen im Straßenverkehr nicht vergessen. Radfahren bedeutet nicht nur, sich selbst in Bewegung zu bringen, sondern auch, mit den unterschiedlichsten Persönlichkeiten auszukommen, die einem als Autofahrer, Fußgänger oder Mitradler begegnen. Da gibt es den Fußgänger, der unverhofft mitten auf dem Radweg stehen bleibt, den Autofahrer, der Sie streng beäugt, weil Sie sich mit 12 km/h mutig in einen Kreisverkehr wagen, und natürlich den Über-Radfahrer, der mit athletischer Eleganz und Speed an Ihnen vorbeizieht, nur um Ihnen mit einem höhnischen Klingeln das Gefühl zu geben, dass Sie eigentlich besser mit Stützrädern unterwegs wären. Ja, ich meine dich, Lycra-Mensch in neongelben Schuhüberziehern.

Aber trotz allem (oder vielleicht gerade deswegen) ist Radfahren eine dieser Aktivitäten, die mit der Zeit tatsächlich an Charme gewinnen. Sobald der Schmerz im Hintern etwas nachlässt und die Muskeln endlich bereit sind, mitzuspielen, fängt man an, die Freiheit wirklich zu genießen. Es gibt diese Momente wirklich, wenn man durch eine grüne Allee gleitet, die Sonne ins Gesicht scheint und eine sanfte Brise um die Ohren weht.

Plötzlich fühlt man sich wie eine Hauptfigur in einem französischen Film: beschwingt, unbezwingbar und irgendwie eins mit der Welt. Bis zur nächsten Steigung natürlich.

Ich habe auch festgestellt, dass Radfahren ein wunderbares Mittel ist, um Essen zu rechtfertigen. Nach einer gemütlichen, aber doch schweißtreibenden Ausfahrt fühlt sich ein Croissant oder Schokoriegel fast schon wie Medizin an. Schließlich „laden Sie nur die Speicher wieder auf". Mein Highlight war ein Radausflug zu einer Eisdiele. Die Entfernung war läppisch – nicht mehr als fünf Kilometer –, und doch fühlte ich mich, als hätte ich mir die drei Kugeln Eis redlich erarbeitet. Sport trifft Genuss: ein echte Win-Win-Situation.

Fazit: Radfahren ist wie eine Beziehung. Am Anfang gibt es Unsicherheiten, Schmerzen und einiges an Gewöhnung. Aber mit der Zeit wächst man daran, lernt die Macken des anderen kennen – und irgendwann, wenn der Flow kommt, wird es zu echter Zuneigung. Vielleicht wird es bei mir nie die große Liebe, aber ich denke, wir führen inzwischen eine solide Freundschaft. Und für jede schwierige Steigung tröstet mich der Gedanke, dass es irgendwann wieder bergab geht. Und das ist für mich der wahre Charme des Radfahrens: Es gibt immer die Aussicht auf ein schönes Stück bergab – und vielleicht auf die nächste Eisdiele.

Wie man im Liegestuhl Kalorien zählt

Abnehmen im Urlaub – allein diese Wortkombination ist ein Widerspruch in sich. Urlaub ist doch die Zeit, in der man sich großzügig von all den Mühen des Alltags verabschiedet: Arbeitsstress? Ade! Frühes Aufstehen? Adieu! Und gesunde Ernährung? Nun ja, sagen wir mal ... auf Wiedersehen, bis man wieder zu Hause ist. Die Vorstellung, ausgerechnet im Urlaub Kalorien zu zählen oder „leicht" zu essen, ist ungefähr so realistisch wie das Versprechen, dass man in einem All-Inclusive-Resort „nur einen Teller" am Buffet holen wird.

Erster Punkt auf der Liste: das Hotelfrühstück. Urlaub ohne Frühstücksbuffet? Unvorstellbar! Und genau da beginnt das Problem. Während ich zu Hause morgens vielleicht einen schnöden Joghurt essen würde, bin ich im Urlaub plötzlich die ambitionierteste Esserin der Welt. „Ich probiere nur mal ein bisschen", sage ich und finde mich kurz darauf mit einem Teller verschiedener Brötchen, Croissants, Waffeln, Rührei und – warum nicht? – Schinken, Leberwurst, einem Stück Käse und vielleicht noch einem Schälchen Obst wieder. Schließlich will man nichts verpassen, weil alles so lecker aussieht. Und ja, ich weiß, dass ich nach der ersten Runde pappsatt bin, aber dann entdecke ich den Pancake-Stand. Und ehrlich – wer sagt schon „nein" zu frischen Pancakes mit Nutella? Niemand, der ein Herz hat.

Nach dem Frühstück denkt man sich dann: „Jetzt aber wirklich ein bisschen Kalorien sparen." Und man hat ja eine brillante Strategie! Bewegung! Ein extra langer Spaziergang am Strand. Blöd nur, dass dieser unweigerlich an der Strandbar vorbeiführt – und irgendwie bestellt man sich dann doch eine cremige Piña Colada, weil es ja sooo erfrischend klingt. Ein Blick auf die Kalorienliste, die ich dummerweise vor dem Urlaub recherchiert habe, verrät: Diese eine Piña Colada gleicht etwa 40 Minuten zügiges Schwimmen aus. Perfekt, ich lege mich wieder in den Liegestuhl.

Auch das Abendessen ist so eine Herausforderung. Im Urlaub sagt einem niemand: „Vielleicht solltest du ein bisschen auf die Portionen achten." Stattdessen findet man sich in netten Strandrestaurants wieder, wo die Karte förmlich schreit: „Iss alles!" Pasta mit Meeresfrüchten, Pizza mit extra Käse, flambiertes Dessert – wieso sollte man das nicht probieren? Die Vernunft flüstert zwar irgendwo leise: „Du hast heute schon genug gehabt", aber sie wird von der Urlaubsstimmung gnadenlos übertönt. Außerdem zahle ich gutes Geld für die Erfahrung, und zu dieser Erfahrung gehört auch das dritte Glas Wein.

Sport im Urlaub? Generell eine nette Idee, die sich jedoch nur selten in die Praxis umsetzen lässt. In fast jedem Hotel gibt es einen Fitnessraum, aber haben Sie jemals jemanden gesehen, der ihn tatsächlich benutzt? Ich auch nicht. Ich habe es mir kurz vorgenommen, doch allein die Vorstellung, mich bei 30 Grad aufs Laufband zu stellen, brachte mich schon zum Schwitzen. Stattdessen sah ich den Fitnessraum als nette Deko und konzentrierte mich lieber darauf, meine Zehen ins kühle Wasser des Pools zu hängen. Ist ja auch Bewegung, oder nicht?

Natürlich gibt es diese Fitness-Fanatiker, die sogar im Urlaub um 6 Uhr morgens joggen gehen. Man sieht sie zurückkommen, wenn man gerade den ersten Croissant-Happen des Tages genießt, und verspürt eine Mischung aus Mitleid und Bewunderung. Aber ganz ehrlich, ich gönne es ihnen. Schließlich steigert mein entspannter Liegestuhl-Aufenthalt meinen Schrittzähler nicht, doch dafür habe ich bei der wichtigen Olympiade namens „Erholung" in der Kategorie „Nicht bewegen" garantiert eine Goldmedaille verdient.

Abnehmen im Urlaub ist also nicht nur eine Herausforderung, sondern auch eine Frage der Perspektive. Denn wenn ich es genau nehme, verbrenne ich im Urlaub ja trotzdem Kalorien – wenn auch nicht so viele wie gedacht. Schließlich bewege ich mich ständig: Ich gehe vom Hotelzimmer zum Buffet, vom Buffet zur Strandliege, und nachmittags vom Strand zur Bar. Das reicht doch, oder?

Außerdem trainiere ich meine Arme. Denken Sie an das ständige Hochheben des Cocktails oder die elegante Gabelbewegung beim Dessert.

Am Ende, und das ist der eigentliche Trick, lasse ich die Waage einfach zu Hause. Warum sollte ich mir den Urlaub mit Zahlen verderben? Ein paar Kilo mehr können warten, bis ich wieder in den Alltag zurückkehre. Der Urlaub ist schließlich dafür da, sich etwas zu gönnen – und dazu gehören auch Pancakes, Cocktails und Pizza & Pasta direkt am Meer.

Fazit: Abnehmen im Urlaub ist theoretisch möglich, aber wer bin ich, die Urlaubstradition zu hintergehen? Vielleicht zählen wir die Kalorien später wieder, sobald die Realität uns zurückruft. Bis dahin zählt das Schaffen von Erinnerungen.

Den inneren Schweinehund überwinden

Der innere Schweinehund — mein treuester Begleiter, mein größter Widerstand und gleichzeitig der faulste Freund, den man sich vorstellen kann. Manche nennen ihn eine Ausrede, ich nenne ihn ein Wesen mit erstaunlicher Überzeugungskraft. Er sitzt bei mir auf der Couch, gekleidet in einen unsichtbaren Jogginganzug, und flüstert mir Dinge zu wie: „Im Grunde hast du dir das Ausruhen verdient." Oder: „Nur ein fauler Tag ist ein guter Tag."

Und meine schwache Seele? Die nickt oft zustimmend, während ich mich weiter mit Snacks und Netflix ablenke. Ihn zu überwinden ist deshalb keine kleine Aufgabe — es ist ein Training für die Seele, die Nerven und manchmal auch die Lachmuskeln.

Der erste Schritt im Kampf gegen den Schweinehund ist die Erkenntnis, dass er ständig mit absurden Argumenten dagegenhält. Beispiel gefällig? Am Morgen beschließe ich, joggen zu gehen. Der Schweinehund aber betrachtet die warme Decke, die weiche Matratze und murmelt: „Es ist noch so früh. Außerdem ist Schlaf gut für den Körper." Und das Gemeine daran? Das klingt sogar irgendwie logisch! Er ist ein Meister darin, rationale Gründe für unvernünftige Faulheit zu finden. Regen am Fenster? „Zu nass!" Sonnenschein? „Zu heiß!" Perfektes Wetter? „Vielleicht wird es später schlecht — es lohnt sich jetzt nicht." Glauben Sie mir, dieser Kerl hat für jede Idee eine Ausrede parat.

Dabei ist dieser Schweinehund auch ein überraschend kreatives Wesen. Einmal hatte ich mir fest vorgenommen, nach der Arbeit ins Fitnessstudio zu fahren. Alles war vorbereitet: Tasche gepackt, Schuhe geschnürt, Weg eingeplant. Doch auf dem Heimweg schaltete sich mein innerer Schweinehund ein und begann ein Gespräch, das selbst der beste Verkäufer nicht toppen könnte: „Du bist doch schon den ganzen Tag aktiv gewesen. Wäre es nicht besser, mit einem Tee auf die Couch zu gehen und deine Energie zu schonen? Außerdem — ist Dienstag überhaupt ein guter Tag für Sport? Dienstag fühlt sich doch ... falsch an. Findest du nicht?"

Und ehe ich mich versah, saß ich tatsächlich mit dem Tee auf der Couch und fühlte mich dabei fast noch vorbildlich, weil ich auf meine „innere Balance" geachtet hatte.

Der zweite Schritt besteht darin, durch List und Tücke Gegenmaßnahmen zu ergreifen. Sobald ich merke, dass mein Schweinehund das Sagen übernehmen will, versuche ich ihn zu überrumpeln, bevor er seine Perfektion in Ausreden entfalten kann. Das bedeutet, dass ich Sportkleidung direkt anziehe, bevor ich mich umentscheiden kann, oder dass ich den Wecker am anderen Ende des Zimmers platziere, damit er mich zwingt, aufzustehen. Es ist ein psychologisches Katz-und-Maus-Spiel um die Vorherrschaft. Mein Schweinehund hasst es, wenn ich schneller bin als er, aber in diesen Momenten spüre ich einen Triumph wie bei einem epischen Kampf.

Das Training der Seele beginnt, nachdem man den Schweinehund erfolgreich ausgetrickst hat – denn dann wird es spannend. Jede Bewegung, jeder Schritt oder auch nur jede kleine Leistung fühlt sich an wie der erste Sieg einer Revolution. Als ich neulich tatsächlich eine Runde gejoggt bin, hörte ich in meinen Gedanken den Schweinehund leise raunen: „Das ist doch völliger Wahnsinn. Du bist doch schon völlig außer Atem!" Natürlich war ich außer Atem – ich hatte ja vorher monatelang fast nur den Weg zur Snackschublade trainiert. Aber trotzdem war da dieses kleine Erfolgserlebnis, das sich langsam in meinen Gedanken ausbreitete: „Ich hab's geschafft. Und du, Schweinehund, kannst mich mal."

Manchmal hilft es mir, den Schweinehund als Karikatur meiner selbst zu sehen. Ich stelle mir vor, wie er – pummelig, verschlafen und mit einem Keks in der Hand – beleidigt in der Ecke sitzt, weil ich ihm nicht nachgegeben habe. Das Bild bringt mich regelmäßig zum Lachen und motiviert mich, noch einen Schritt weiterzugehen.

Die Wahrheit ist aber leider: Er wird nie vollständig verschwinden. Er wird immer Teil meines Lebens sein, immer versuchen, sich Gehör zu verschaffen. Aber je mehr ich dagegenhalte, desto leichter fällt es mir, mich nicht von ihm dominieren zu lassen.

Am Ende ist die Sache mit dem inneren Schweinehund wohl eine Art Trainingseinheit fürs Leben. Jeder Sieg über ihn stärkt meine Willenskraft und bringt mich einen Schritt näher an die Version von mir selbst, die ich anstrebe. Und wissen Sie, was das Beste daran ist? Wenn ich mich einmal über ihn hinwegsetze und diesen einen Schritt gehe, fühle ich mich danach nie schlechter, sondern immer belohnt – vielleicht nicht mit Schokolade (auch wenn das schön wäre), aber mit dem Gefühl, dass ich mich selbst überwunden habe.

Also, Schweinehund: Du bleibst zwar mein ständiger Begleiter, aber ich lasse mich nicht mehr von dir regieren. Ich trainiere dich jetzt so lange, bis du halbwegs kontrollierbar bist – und vielleicht, ganz vielleicht, schaffen wir es sogar irgendwann, dass du stolz auf mich wirst, während ich Bewegung und Motivation in mein Leben bringe.

Bis dahin, mein fauler Freund, viel Spaß auf der Ersatzbank!

Warum Stress dick machen kann

Stress und Essen – das ist wie eine toxische Beziehung, die einfach nicht enden will. Während der Verstand weiß, dass man besser einen Apfel essen sollte, greift die Hand wie ferngesteuert zur Schokolade. Und das Verrückte daran? Je mehr Stress, desto größer wird der Heißhunger auf alles, was garantiert nicht auf der Liste der Superfoods steht.

Kennen Sie das? Der Tag beginnt schon stressig: Der Wecker klingelt zu spät, die Kaffeemaschine streikt, und auf dem Weg zur Arbeit stecken Sie im Stau. Was macht das Gehirn? Es sendet sofort Signale wie: „Hey, wir brauchen jetzt dringend Nervennahrung!" Und mit Nervennahrung meint es definitiv keine Möhrensticks. Nein, es will Kohlenhydrate, Zucker, Fett – am besten alles zusammen und sofort. Der Körper schaltet in den Überlebensmodus, als müssten wir uns für eine bevorstehende Eiszeit mit Kalorien eindecken.

Das Problem dabei ist, dass unser Körper nicht zwischen echtem Stress (wie „Ein Säbelzahntiger jagt mich!") und modernem Stress (wie „Mein WLAN funktioniert nicht!") unterscheiden kann. In beiden Fällen schüttet er fleißig Stresshormone aus, die uns eigentlich für Kampf oder Flucht vorbereiten sollen. Aber statt wegzurennen oder zu kämpfen, sitzen wir am Schreibtisch und kompensieren unseren Stress mit dem dritten Schokoriegel des Tages. Evolution, du hast uns im Stich gelassen!

Besonders tückisch wird es bei emotionalem Stress. Ein Streit mit dem Partner? Ab zur Kühlschranktür! Eine schwierige E-Mail vom Chef? Zeit für Chips! Termine über Termine? Schnell noch ein Stück Kuchen! Unser Gehirn hat gelernt, dass Essen ein schneller Weg ist, um negative Gefühle zu betäuben. Das Problem ist nur: Die Gefühle kommen wieder, sobald der letzte Bissen runter ist – und bringen dann auch noch ihre fiesen Freunde mit: Schuld und schlechtes Gewissen.

Wissenschaftler haben herausgefunden, dass Stress tatsächlich dick machen kann. Das Stresshormon Cortisol sorgt dafür, dass wir besonders gerne Fett am Bauch einlagern. Super, genau da, wo wir es am wenigsten brauchen! Es ist, als hätte unser Körper einen eingebauten „Stress-Speicher-Speck-Schalter", der sich bei jedem Meeting-Marathon automatisch aktiviert.

Meine persönliche Stress-Esser-Karriere begann in der Uni-Zeit. Während der Prüfungsphase entwickelte ich eine geradezu symbiotische Beziehung zu Gummibärchen. Ich rechtfertigte es damit, dass ich „Energie fürs Gehirn" brauchte. Was ich dabei geflissentlich ignorierte: Eine Tüte Gummibärchen hat ungefähr so viel mit gesunder Gehirnnahrung zu tun wie eine Pfütze mit einem Swimmingpool.

Thomas, mein Mann, ist da anders. Wenn er gestresst ist, vergisst er das Essen komplett. „Wie machst du das?", fragte ich ihn einmal verzweifelt, während ich Stress-essend durch die Küche tigerte. Seine Antwort: „Ich bin einfach zu beschäftigt zum Essen."

Zu beschäftigt zum Essen? Das ist ungefähr so, als würde jemand sagen, er sei zu beschäftigt zum Atmen. Unfassbar, diese Menschen!

Der Versuch, gesünder mit Stress umzugehen, führte zu interessanten Experimenten. Meditation? Ich saß da und dachte die ganze Zeit an Schokolade. Yoga? Mein Körper verbog sich zwar, aber mein Kopf träumte von Pizza. Sport? Funktionierte tatsächlich – bis ich danach doppelt so viel aß, weil ich mir einredete, ich hätte es mir „verdient".

Irgendwann entwickelte ich eine Art Stress-Emotional-Ess-Wegweiser für mich: Erst mal tief durchatmen und fragen: „Bin ich wirklich hungrig oder nur gestresst?" Wenn die Antwort „gestresst" lautet, versuche ich, mich abzulenken. Manchmal klappt das sogar! Statt zur Chipstüte zu greifen, gehe ich eine Runde um den Block oder rufe eine Freundin an. Das Verrückte ist: Meist ist der Heißhunger dann weg, wenn ich zurückkomme.

Eine weitere Strategie: Ich versuche, „gesunde" Stress-Snacks parat zu haben. Allerdings musste ich feststellen, dass Selleriestangen emotional etwa so befriedigend sind wie eine Umarmung von einem Kaktus. Also fand ich Kompromisse: Dunkle Schokolade statt Milchschokolade, Nüsse statt Chips, Tee statt Cola. Nicht perfekt, aber besser als nichts.

Das Wichtigste ist wohl die Erkenntnis, dass man sich nicht dafür verurteilen sollte, wenn man mal dem Stress-Essen nachgibt. Schließlich sind wir Menschen und keine Roboter. Manchmal braucht man eben einfach ein Stück Kuchen, um einen bescheidenen Tag zu überstehen. Die Kunst liegt darin, daraus keine Gewohnheit werden zu lassen.

Heute weiß ich: Stress-Essen ist wie ein alter Bekannter, der ab und zu vorbeischaut. Man muss ihn nicht zum Dauergast machen, aber man darf auch nicht in Panik verfallen, wenn er mal wieder anklopft. Das Leben ist stressig genug – da müssen wir uns nicht auch noch stressen, weil wir gestresst essen.

Also, liebe Stress-Esser dieser Welt: Ihr seid nicht allein! Lasst uns gemeinsam lernen, besser mit Stress umzugehen. Und wenn's mal nicht klappt? Dann war's eben ein emotionaler Notfall. Morgen ist auch noch ein Tag – hoffentlich einer mit weniger Stress und weniger emotionalen Heißhungerattacken!

Die geheime Waffe in der Nacht

Schlaf und Gewichtsverlust – das klingt doch fast zu schön, um wahr zu sein. Einfach ins Bett legen, ein bisschen dösen, und dabei Kalorien verbrennen? Wenn es nach dieser Theorie geht, müsste ich eigentlich längst ein Topmodel sein, so sehr wie ich schlafen liebe. Doch natürlich hat die Sache mal wieder einen Haken. Abnehmen während man schläft ist nicht etwa ein geheimnisvoller Zaubertrick, sondern basiert (wie fast alles in der Welt der Diäten und Gesundheit) auf Wissenschaft. Und Wissenschaft ist selten so romantisch, wie wir sie uns vorstellen.

Fangen wir mit dem Offensichtlichen an: Ja, im Schlaf verbrennen wir Kalorien. Unser Körper arbeitet schließlich auch nachts. Die Organe funktionieren, wir atmen, und sogar das Gehirn ist ziemlich aktiv, während es wild durch Träume spaziert. Doch bevor Sie sich jetzt zu früh freuen: Der Kalorienverbrauch im Schlaf ist eher ... überschaubar. Sagen wir so: Selbst nach acht Stunden friedlichem Tiefschlaf reicht es kalorientechnisch gerade mal für eine halbe Scheibe Toast mit wenig Butter. Das ist jetzt nicht gerade der Jackpot, oder?

Tatsächlich ist der wahre Zusammenhang zwischen Schlaf und Gewichtsverlust viel subtiler. Es geht darum, wie Schlaf unser Essverhalten beeinflusst. Zu wenig Schlaf ist nämlich quasi der beste Freund des Inneren Schweinehundes. Studien zeigen, dass Schlafmangel dazu führt, dass unser Körper mehr von dem Hormon Ghrelin produziert – das klingt irgendwie süß wie ein Hobbit-Charakter, ist aber in Wirklichkeit unser Hungerhormon. Gleichzeitig wird das Hormon Leptin, das uns signalisiert, wann wir satt sind, heruntergedrosselt. Das Ergebnis? Wir denken, wir verhungern, obwohl wir gerade erst gefrühstückt haben. Und was macht man dann? Genau, man plündert den Kühlschrank.

Ich erinnere mich an eine Woche, in der ich kaum Schlaf bekam. Es war eine Mischung aus Überstunden, Netflix-Bingewatching und einem schnarchenden Thomas. Tagsüber fühlte ich mich wie ein

Zombie, und abends belohnte ich mich für meinen Überlebenskampf mit Chips, Schokolade und, oh ja, noch einem kleinen Sandwich, weil „man ja was Herzhaftes braucht". Schlaftrunken und voller Snack-Spuren im Gesicht schwor ich mir schließlich, wieder früher ins Bett zu gehen. Weniger aus Gesundheitsgründen, sondern, weil mir das ständige Nachfüllen der Snackschublade zu teuer wurde.

Ein weiteres Schlaf-Wunder zeigt sich beim Thema Stress. Schlaf ist der ultimative Stressregulator. Guter Schlaf senkt die Mengen an Cortisol, unserem Stresshormon. Und wir wissen ja inzwischen: Zu viel Cortisol lässt uns nicht nur Snacks inhalieren, sondern lagert alles, was wir essen, direkt als Bauchfett ab. Kurzum: Wenn Sie Ihren Stress reduzieren wollen, gehen Sie früh ins Bett. Schlaf ist wie eine Art magischer Reset-Knopf, der unseren Körper und Geist wieder ins Gleichgewicht bringt.

Allerdings ist guter Schlaf keine Selbstverständlichkeit. Es gibt da diese Nächte, in denen man sich wie ein Burrito in die Decke einrollt, aber einfach nicht zur Ruhe kommt. Man starrt auf die Zimmerdecke, wälzt sich hin und her und denkt über völlig irrelevante Dinge nach, wie zum Beispiel: „Habe ich das Bürofenster wirklich geschlossen?" Oder: „Wieso habe ich vor zehn Jahren bei der Abi-Feier das falsche Getränk bestellt?" Und in diesen endlosen Momenten schaltet sich plötzlich der Hunger ein – den nenne ich übrigens gerne „Mitternachtsteufel". Plötzlich wirkt die Pizza im Kühlschrank wie eine Flaschenpost mit einer Nachricht vom Universum. Und da sind wir wieder mitten im Kreislauf des Schlafes und Essens.

Ich habe auch gelesen, dass man durch den „richtigen" Schlaf mehr Fett verbrennt. Zum Beispiel soll eine kühle Raumtemperatur (etwa 18 Grad) den Stoffwechsel ankurbeln. Zugegeben, die Idee klang gut. Aber haben Sie schon mal versucht, bei gefühlter Arktis-Kälte gemütlich einzuschlafen?

Ich lag da wie ein Eiszapfen, und wenn mein Stoffwechsel irgendwas angestoßen hat, habe ich es nicht bemerkt – ich war zu sehr damit beschäftigt, meine Füße irgendwie warm zu kriegen.

Am Ende stellt sich raus: Schlaf ist tatsächlich eine geheime Waffe für die Gesundheit, aber nicht im Sinne von „Leg dich hin und wach mit Traummaßen auf". Es geht eher um das große Ganze – die Harmonie zwischen richtigem Schlaf, weniger Stress und einem regulierten Hunger- und Sättigungsgefühl. Und wenn man es ernst nimmt, könnte Schlaf tatsächlich eine Art Fitnessstudio der Nacht sein. Aber, und das will ich hier ganz klar sagen: Auch im Schlaf fit zu werden, heißt leider nicht, dass man sich tagsüber ausschließlich von Donuts ernähren kann. Schade.

Also, liebe Schlafliebhaber, gönnt euch eure Auszeiten. Legt die Bildschirme weg, schnappt euch eine gemütliche Decke, und schlaft euch schlank – oder zumindest ein kleines bisschen glücklicher und entspannter. Und wenn das nicht klappt, tröstet euch: Schlechte Schläfer haben zumindest die Zeit, über das nächste Frühstück nachzudenken. Denn das ist definitiv ein zarter Trost – für die Seele und vielleicht auch für die Waage.

Gemeinsam im Fitness-Dschungel

Wenn zwei Menschen beschließen, gemeinsam fit zu werden, ist das wie eine Mischung aus Paartherapie und Comedy-Show. Was romantisch klingt – „Schatz, lass uns zusammen trainieren!" –, entwickelt sich schnell zu einer Charakterprüfung für die Beziehung. Denn nichts offenbart die wahre Persönlichkeit so sehr wie gemeinsames Schwitzen.

Bei Thomas und mir begann es mit der klassischen „Wir-sollten-mehr-Sport-machen" Neujahrsvorsatz-Diskussion. Wie die meisten Paare waren wir voller Enthusiasmus und naiver Vorfreude. Wir malten uns aus, wie wir Hand in Hand durch den Park joggen würden, uns gegenseitig beim Training motivieren und danach erschöpft, aber glücklich in den Sonnenuntergang lächeln. Die Realität sah dann doch etwas anders aus.

Zunächst stellten wir fest, dass wir komplett unterschiedliche Vorstellungen von „Sport" haben. Während ich gerne gemütlich spazieren gehe und das schon als sportliche Höchstleistung verbuche, ist Thomas der Typ „Wenn du nicht kurz vorm Kollaps bist, war es kein richtiges Training". Diese unterschiedlichen Philosophien prallten bereits bei unserem ersten gemeinsamen Jogging-Versuch aufeinander. Nach fünf Minuten keuchte ich wie eine kaputte Dampflok, während er neben mir hertrabte und hilfreiche Kommentare wie „Komm schon, das ist doch erst der Anfang!" von sich gab. In diesem Moment wurde mir klar: Mein Partner hatte sich in einen Drill-Sergeant verwandelt.

Auch beim gemeinsamen Fitnessstudio-Besuch offenbarten sich unsere unterschiedlichen Ansätze. Thomas ging systematisch von Gerät zu Gerät, während ich versuchte, mich hinter den Geräten zu verstecken, um heimlich auf Instagram zu scrollen. Seine motivierenden Zurufe wie „Noch drei Wiederholungen!" klangen in meinen Ohren wie Folterandrohungen. Und seine gut gemeinten Technik-Korrekturen? Fühlten sich an wie öffentliche Bloßstellung vor der versammelten Fitness-Elite.

Besonders „spannend" wurde es beim Thema Ernährung. Als Paar gemeinsam gesund zu essen klingt ja zunächst logisch. Aber was passiert, wenn einer der beiden heimlich Schokolade bunkert? Ich sage nur: Es entwickelten sich regelrechte Snack-Versteckspiele. Während Thomas stoisch seinen Proteinshake trank, hatte ich ein ausgeklügeltes System von Süßigkeiten-Verstecken in der Wohnung etabliert. Manchmal fühlte ich mich wie eine Eichhörnchen-Version von James Bond.

Dann kam die Phase der gegenseitigen „Motivation". Sie kennen das bestimmt: Man liegt gemütlich auf der Couch, und der Partner fragt scheinheilig: „Wolltest du heute nicht eigentlich trainieren?" Diese Frage ist ungefähr so willkommen wie ein Zahnarzttermin am Montagmorgen. Oder noch besser: „Ich glaube, diese Hose war letztes Jahr noch etwas lockerer, oder?" – Sätze, die garantiert nicht zur Harmonieförderung in der Beziehung beitragen.

Die Rollenverteilung beim gemeinsamen Sport ist auch so eine Sache. Manchmal verwandelt sich der liebevolle Partner in einen strengen Fitness-Coach, der jeden Bissen kommentiert und jede Trainingseinheit protokolliert. Aus dem Menschen, der einen normalerweise beim Netflix-Marathon unterstützt, wird plötzlich jemand, der sagt: „Eine Folge noch, dann gehen wir laufen!"

Aber es gibt auch die schönen Momente. Zum Beispiel, wenn man gemeinsam über die eigene Unbeholfenheit lachen kann. Wie damals, als wir versuchten, zusammen Yoga zu machen, und ich bei der „herabschauenden Hund"-Position elegant auf die Nase fiel. Oder als Thomas bei unserem Tanzfitness-Experiment aussah wie ein koordinationsgestörter Oktopus. In solchen Momenten merkt man: Gemeinsam Sport zu machen kann auch verbinden – wenn man darüber lachen kann.

Mit der Zeit haben wir gelernt, dass man auch als Paar unterschiedliche Wege zum Fitbleiben finden kann. Thomas macht sein Hardcore-Training, ich meine sanfteren Übungen, und manchmal treffen wir uns in der Mitte – zum Beispiel bei einem gemeinsamen Spaziergang, bei dem keiner den anderen zu

Höchstleistungen antreibt. Wir haben auch gelernt, dass „gemeinsam fit werden" nicht heißt, dass man alles zusammen machen muss. Manchmal bedeutet es einfach nur, sich gegenseitig zu unterstützen und zu akzeptieren, dass der andere seinen eigenen Weg geht.

Die wichtigste Erkenntnis war wohl: Eine Beziehung überlebt auch unterschiedliche Fitness-Philosophien. Während er seine Protein-Shakes trinkt, darf ich durchaus mal eine Tafel Schokolade genießen. Und während er seine Hanteln stemmt und Eisen verbiegt, kann ich meine YouTube-Yoga-Sessions machen. Am Ende des Tages treffen wir uns wieder auf der Couch – er erschöpft vom Training, ich erschöpft vom Entspannen.

Also, liebe Paare da draußen: Gemeinsam Sport zu machen kann eine Bereicherung sein – aber nur, wenn man die Balance zwischen Partnerin und Prüferin findet. Und wenn alle Stricke reißen, erinnern Sie sich daran: Lachen verbrennt auch Kalorien. In diesem Sinne: Happy Training – zusammen oder getrennt, Hauptsache mit Humor!

Motivation & Schokolade als Glücksbringer

Motivation ist wie ein scheues Reh – genau dann, wenn man sie am dringendsten braucht, versteckt sie sich im Gebüsch und tut so, als wäre sie nie da gewesen. Besonders wenn es ums Abnehmen geht, ist sie etwa so verlässlich wie das Wetter im April. Aber keine Sorge, es gibt einen süßen Helfer in der Not: Schokolade! Ja, Sie haben richtig gehört. Ausgerechnet unser liebster Kalorienbomber soll uns dabei helfen, motiviert zu bleiben. Klingt paradox? Willkommen in der wundersamen Welt der Motivationspsychologie!

Das Erste, was wir über Motivation lernen müssen: Sie funktioniert nicht wie ein Lichtschalter, den man einfach umlegen kann. „Ab morgen esse ich gesund!" ist ungefähr so realistisch wie „Ab morgen spreche ich fließend Chinesisch!" Stattdessen braucht es kleine, machbare Ziele – und manchmal eben auch eine süße Belohnung. Die Kunst besteht darin, die richtige Balance zu finden zwischen „Ich belohne mich für meine Erfolge" und „Ich esse eine ganze Tafel Schokolade, weil ich zehn Minuten spazieren war".

Meine persönliche Motivationsstrategie entwickelte sich über Jahre des Scheiterns und Wiederaufstehens. Am Anfang war ich streng zu mir: Keine Süßigkeiten, keine Ausnahmen, keine Gnade. Das Ergebnis? Nach drei Tagen fand man mich weinend vor dem Süßigkeitenschrank. Nicht gerade der Gipfel der Selbstkontrolle.

Dann entdeckte ich das Konzept der „motivierenden Minibelohnungen". Die Idee ist simpel: Für jedes erreichte Teilziel gibt es eine kleine Belohnung. Wichtig dabei: Die Belohnung muss in einem vernünftigen Verhältnis zur Leistung stehen. Ein Stückchen Schokolade für einen 5-Kilometer-Lauf? Absolut legitim! Eine Großpackung Pralinen, weil man die Treppe statt des Aufzugs genommen hat? Vielleicht etwas übertrieben.

Thomas findet mein System der schokoladenbasierten Motivation höchst amüsant. „Du kannst doch nicht abnehmen wollen und dich gleichzeitig mit Süßigkeiten belohnen!", sagt er. Kann ich wohl, kontere ich dann, denn schließlich geht es um die Psychologie!

Außerdem hat Schokolade nachweislich stimmungsaufhellende Eigenschaften – und wer gute Laune hat, bleibt auch eher motiviert. Das nenne ich mal eine wasserdichte wissenschaftliche Argumentation!

Die Kunst der Motivation liegt auch darin, sich realistische Ziele zu setzen. „Bis zum Sommer möchte ich aussehen wie ein Victoria's Secret Model" ist vielleicht etwas hochgegriffen. „Diese Woche esse ich jeden Tag einen Salat" klingt schon machbarer. Und wenn man es geschafft hat? Richtig, dann darf man sich auch mal was Süßes gönnen. Die Dosis macht das Gift, wie schon Paracelsus wusste – wobei er vermutlich nicht speziell von Schokolade sprach.

Ein weiterer wichtiger Aspekt der Motivation ist die soziale Komponente. Studien zeigen, dass Menschen erfolgreicher sind, wenn sie ihre Ziele mit anderen teilen. Allerdings sollte man vorsichtig sein, wem man davon erzählt. Während einige Freunde einen anfeuern und unterstützen, gibt es auch die Sorte Mensch, die einem ständig Kuchenstücke unter die Nase hält mit den Worten „Ach komm, einmal ist keinmal!" Diese Menschen sind wie Sirenen für unsere Motivation – verdammt verlockend, aber potenziell gefährlich für unsere Ziele.

Die wahre Herausforderung liegt darin, eine nachhaltige Motivationsstrategie zu entwickeln. Es ist wie bei einer langjährigen Beziehung: Am Anfang ist alles aufregend und neu, aber irgendwann braucht es mehr als nur den ersten Enthusiasmus. Da kommen dann die kleinen Belohnungen ins Spiel. Ein Stückchen Schokolade hier, ein kleiner Erfolg da – und schon fühlt sich der Weg zum Ziel nicht mehr wie eine endlose Wüstenwanderung an.

Interessanterweise zeigt die Forschung, dass moderate Mengen dunkler Schokolade sogar gesundheitsfördernd sein können. Antioxidantien, Mineralien, positive Wirkung auf die Stimmung – fast könnte man meinen, Schokolade wäre ein Superfood!

Okay, vielleicht übertreibe ich hier ein bisschen, aber es ist doch schön zu wissen, dass nicht alles, was gut schmeckt, automatisch schlecht sein muss.

Der Trick ist, die Motivation nicht von der Waage abhängig zu machen. Klar, Zahlen sind wichtig, aber sie sind nicht alles. Manchmal ist der größte Erfolg, dass man es geschafft hat, drei Wochen lang konsequent Sport zu treiben – auch wenn die Waage noch keine dramatischen Veränderungen zeigt. Und ja, auch solche Erfolge dürfen belohnt werden. Mit Schokolade? Warum nicht!

Am Ende des Tages ist Motivation eine sehr persönliche Sache. Was bei dem einen funktioniert, kann bei dem anderen total daneben gehen. Wichtig ist, seinen eigenen Weg zu finden – und dabei nicht zu streng mit sich selbst zu sein. Ein Leben ohne Schokolade ist möglich, aber sinnlos, um es mal frei nach Loriot zu sagen.

Also, liebe Motivationssuchende: Erlaubt euch eure kleinen Belohnungen, feiert eure Erfolge (auch die kleinen), und denkt daran – Rom wurde auch nicht an einem Tag erbaut, und keine Tafel Schokolade wurde je in einer Minute gegessen. Nun ja, fast keine. Motivation ist kein Sprint, sondern ein Marathon. Und bei einem Marathon braucht man nun mal ab und zu eine kleine süße Energiestation. In diesem Sinne: Bleibt motiviert, bleibt realistisch, und gönnt euch ab und zu etwas Schokolade – für die Motivation natürlich, rein therapeutisch sozusagen!

Zusammen kochen und lachen

Wenn Essen die Sprache der Liebe ist, dann ist unsere Küche ein ziemlich chaotischer Konversationsraum. Es heißt ja, Liebe geht durch den Magen – aber niemand hat je erwähnt, dass der Weg dorthin über umgekippte Gewürzdosen, verschüttete Soßen und gelegentliche kulinarische Katastrophen führt. Gemeinsames Kochen ist wie ein Tanzschritt, den keiner der Partner wirklich beherrscht, aber beide sind überzeugt, die Führung übernehmen zu müssen.

Thomas und ich haben früh festgestellt, dass unsere Kochstile so unterschiedlich sind wie Tag und Nacht. Er ist der systematische Koch – einer, der tatsächlich Rezepte liest und Zutaten abwiegt. Ich dagegen bin mehr der kreative Typ, der nach dem Motto „Ein bisschen hiervon, ein bisschen davon" kocht und fest daran glaubt, dass Gewürze nach Gefühl dosiert werden müssen. Das führt manchmal zu interessanten Diskussionen wie: „Schatz, wie viel ist denn ein Schwups Paprikapulver genau?"

Unsere erste gemeinsame Kochaktion war der Versuch, ein romantisches Valentinstagsmenü zuzubereiten. Während ich enthusiastisch Knoblauch hackte (wer braucht schon Küsse am Valentinstag?), versuchte Thomas verzweifelt, das Rezept zu retten, das ich großzügig „interpretiert" hatte. „Hier steht eine Prise Salz, nicht eine Handvoll!", rief er entsetzt. Meine Antwort? „Das sind regionale Unterschiede in der Größenberechnung." Die Sauce wurde trotzdem essbar – nachdem wir sie mit etwa drei Litern Sahne verdünnt hatten.

Das Schöne am gemeinsamen Kochen ist ja, dass man sich gegenseitig ergänzt. Während ich wild mit Gewürzen experimentiere, achtet Thomas darauf, dass wir auch tatsächlich alle notwendigen Zutaten zu Hause haben. Meine Einkaufslisten bestehen meist aus vagen Andeutungen wie „etwas Gemüsiges" oder „das rote Zeug von neulich".

Seine Listen sind durchnumeriert und nach Supermarkt-Gängen sortiert. Manchmal glaube ich, er hat sie sogar alphabetisch geordnet.

Die Arbeitsteilung in der Küche hat sich mit der Zeit eingespielt. Er schneidet das Gemüse in geometrisch perfekte Würfel. Ich werfe es später wild in die Pfanne und nenne es „rustikal". Er liest die Zutatenliste dreimal durch, ich improvisiere munter drauflos, wenn etwas fehlt. „Karotten sind doch quasi wie Zucchini, oder?" – dieser Satz hat schon zu einigen interessanten Geschmackserlebnissen geführt.

Besonders spannend wird es, wenn wir neue Rezepte ausprobieren. Während Thomas akribisch jeden Schritt befolgt, bin ich der Meinung, dass Kochanleitungen mehr als Vorschläge denn als strikte Regeln zu verstehen sind. „Hier steht 20 Minuten köcheln lassen" – „Ja, aber unsere alte Küchenuhr läuft bestimmt schneller!" Klingt logisch, oder?

Die wahre Kunst des gemeinsamen Kochens liegt aber nicht nur in der Zubereitung, sondern auch in der Kommunikation. „Kannst du mir mal das Ding da geben?" – „Welches Ding?" – „Na, das Ding dort, das aussieht wie ein … na, du weißt schon!" Diese Art von Gesprächen führt regelmäßig dazu, dass wir uns gegenseitig Küchenutensilien zeigen wie bei einer besonders chaotischen Version von „Scharade".

Dann gibt es da noch die magischen Momente der ungeplanten Synchronität. Wenn wir beide gleichzeitig nach dem Salzstreuer greifen, uns anlächeln und dann feststellen, dass das Essen schon längst versalzen ist. Oder wenn wir ohne Worte verstehen, dass jetzt der Moment für ein Glas Wein gekommen ist – zur Verfeinerung der Sauce natürlich, nicht etwa, weil wir es brauchen.

Das Schönste am gemeinsamen Kochen sind aber die Gespräche. Irgendwie macht das gleichzeitige Schnippeln, Rühren und Würzen es leichter, über alles Mögliche zu reden. Vielleicht liegt es daran, dass man beschäftigt ist und sich nicht direkt ansehen muss, oder daran, dass gutes Essen einfach die Seele öffnet.

Jedenfalls haben wir unsere besten Gespräche oft zwischen Zwiebeln schneiden (und dem damit verbundenen gemeinsamen Weinen) und Soße abschmecken.

Natürlich gibt es auch diese Momente der kulinarischen Krise. Wenn der Auflauf sich weigert aufzulaufen, die Soße klumpt oder der Kuchen in der Mitte noch flüssig ist. Aber genau dann zeigt sich die wahre Stärke unserer Kochbeziehung: Wir können darüber lachen. „Pizza bestellen?" ist in solchen Momenten unser Code für „Lass uns dieses Experiment beenden und es morgen noch mal versuchen."

Die schönsten Mahlzeiten sind oft nicht die perfekt zubereiteten, sondern die, bei denen wir am meisten gelacht haben. Wenn die Küche aussieht wie ein Schlachtfeld, wir beide Mehl im Gesicht haben und das Essen zwar nicht Instagram-tauglich, aber dafür voller Liebe ist. Denn das ist es, was Essen als Liebessprache ausmacht: Es geht nicht um Perfektion, sondern um die gemeinsame Zeit, die geteilte Freude und manchmal auch um das gemeinsame Scheitern.

Am Ende des Tages ist gemeinsames Kochen wie eine Metapher für die Beziehung selbst: Es braucht Geduld, Kompromissbereitschaft und die Fähigkeit, über sich selbst zu lachen. Und manchmal, wenn alles schiefgeht, bestellt man eben Pizza und öffnet eine Flasche Wein. Denn auch das ist eine Form von Liebessprache – die Kunst zu wissen, wann man aufgeben und einfach zusammen genießen sollte.

In diesem Sinne: Mögen eure Küchen von Gelächter erfüllt sein, eure Experimente mehr oder weniger gelingen und eure gemeinsamen Mahlzeiten immer von Liebe gewürzt sein. Denn am Ende ist es nicht wichtig, ob das Essen perfekt war – wichtig ist, dass ihr es zusammen zubereitet und dabei gelacht habt. Und wenn alles andere scheitert? Nun, dann gibt es ja immer noch Schokolade!

Warum der letzte Bissen schwerer wiegt

Der letzte Bissen – er ist wie der letzte Tanz auf einer Party, die eigentlich schon zu lange gedauert hat, aber von der man sich trotzdem nicht verabschieden möchte. Da sitzt man nun, starrt auf den Teller und weiß: Dieser eine Bissen entscheidet darüber, ob man morgen noch in seine Lieblingsjeans passt oder ob es Zeit wird, die „anderen" Hosen aus dem hinteren Teil des Schranks hervorzukramen.

Warum fällt es uns eigentlich so schwer, aufzuhören, wenn es am schönsten ist? Vielleicht liegt es daran, dass unser Gehirn in Sachen Essen immer noch wie ein prähistorischer Überlebenskünstler funktioniert: „Iss alles auf, wer weiß, wann die nächste Mammutjagd erfolgreich sein wird!" Dabei ist der nächste Supermarkt meist nur einen Steinwurf entfernt, und die einzige Jagd, die wir betreiben, ist die nach Sonderangeboten.

Der letzte Bissen hat auch etwas Philosophisches. Er markiert den Moment, in dem wir uns entscheiden müssen: Sind wir wirklich satt, oder wollen wir nur höflich sein? Brauchen wir noch einen Nachschlag, oder ist das nur die Gier, die da spricht?

Thomas hat da seine ganz eigene Theorie: „Der letzte Bissen ist wie ein Ausrufezeichen am Ende eines Satzes – er macht die Mahlzeit erst komplett." Ich dagegen sehe es eher wie ein Fragezeichen: „Muss das wirklich sein?"

Besonders tückisch wird es bei Restaurantbesuchen. Da sitzt man, hat eigentlich schon genug gegessen, aber dieser eine kleine Rest auf dem Teller... Er sieht einen regelrecht vorwurfsvoll an: „Willst du mich etwa verschwenden? Denk an die hungernden Kinder!"

Ja, unser schlechtes Gewissen hat definitiv die Stimme unserer Großmutter. Und so stopfen wir auch noch den letzten Bissen in uns hinein, obwohl der Knopf der Hose schon bedenkliche Geräusche von sich gibt.

Dann gibt es da noch das Phänomen des „geteilten letzten Bissens".
Sie kennen das bestimmt: Ein Stück Kuchen ist übrig, und plötzlich
wird es in immer kleinere Häppchen geteilt, weil niemand den
letzten Bissen nehmen will. „Nein, nimm du!" – „Nein, du!" Es ist
wie ein höfliches Ping-Pong-Spiel, bei dem am Ende alle verlieren,
weil der Kuchen dann so zerbröselt ist, dass ihn keiner mehr essen
mag.

Die Wissenschaft sagt übrigens, dass wir etwa 20 Minuten brauchen,
um zu merken, dass wir satt sind. In der Praxis heißt das: Wenn wir
das Sättigungsgefühl bemerken, haben wir meist schon drei
Nachschläge hinter uns und kämpfen mit dem letzten Bissen einer
Portion, die eigentlich für zwei Personen gedacht war. „Aber es
schmeckt ja so gut!" – die klassische Ausrede für kulinarische
Maßlosigkeit.

Besonders schwer fällt der letzte Bissen bei selbstgekochtem Essen.
Man hat sich Mühe gegeben, alles perfekt zubereitet, und nun soll
man einfach aufhören? Das fühlt sich an wie das vorzeitige Beenden
eines guten Buches – irgendwie unbefriedigend. Also isst man
weiter, auch wenn der Magen schon protestiert wie ein
Gewerkschaftsführer beim Streik.

Die Kunst des letzten Bissens liegt vielleicht darin, zu akzeptieren,
dass nicht jede Mahlzeit bis zum allerletzten Krümel aufgegessen
werden muss. Es ist wie bei einer guten Party – manchmal ist es
besser zu gehen, wenn es am schönsten ist, als bis zum bitteren
Ende zu bleiben.

Mit der Zeit entwickelt man verschiedene Strategien im Umgang mit
dem letzten Bissen. Manche teilen ihren Teller von Anfang an in
Portionen ein, andere essen bewusst langsamer, wenn sie merken,
dass das Ende naht. Ich persönlich habe die „Drei-Bissen-Regel"
entwickelt: Die letzten drei Bissen werden besonders bewusst
gegessen, quasi als Abschiedsritual von einer guten Mahlzeit.

Das Schwierigste am letzten Bissen ist vielleicht die emotionale
Komponente. Essen ist nun mal mehr als nur Nahrungsaufnahme –
es ist Genuss, Geselligkeit, manchmal sogar Trost.

Der letzte Bissen bedeutet auch, dass dieser Moment vorbei ist. Kein Wunder, dass wir uns da manchmal schwertun loszulassen.

Aber wie bei allem im Leben geht es auch hier um Balance. Der letzte Bissen sollte nicht zur Qual werden, sondern ein bewusster Abschluss sein. Ein kleines „Danke" an das Essen, an den Koch oder die Köchin, an den Moment. Und hey, es gibt ja zum Glück immer eine nächste Mahlzeit!

Also, liebe Mitesser, lasst uns den letzten Bissen feiern – als das, was er ist: Ein Abschluss, aber auch ein Neuanfang. Denn nach dem letzten Bissen ist vor dem ersten Bissen. Und wer weiß? Vielleicht schmeckt das nächste Essen ja noch besser, wenn wir beim letzten Mal rechtzeitig aufgehört haben.

In diesem Sinne: Genießt jeden Bissen, aber vergesst nicht, dass auch das beste Essen irgendwann ein Ende haben muss. Und wenn ihr das nächste Mal vor dem letzten Bissen sitzt, denkt daran – es ist okay, etwas übrig zu lassen. Die Welt geht davon nicht unter, auch wenn unsere Großmütter das vielleicht anders sehen würden. Prost auf den letzten Bissen – möge er immer ein würdiger Abschluss sein!

Schlusswort

Liebes Durchhalte-Genie,

wenn Sie bis hierher durchgehalten haben, ohne zwischendurch eine Tafel Schokolade zu vernaschen – Respekt! Falls Sie doch der einen oder anderen süßen Versuchung erlegen sind: Willkommen im Club der normalen Menschen! Sie haben soeben die letzte Seite eines Buches erreicht, das hoffentlich nicht nur Ihre Lachmuskeln trainiert, sondern auch gezeigt hat, dass der Weg zu einem gesünderen Leben nicht unbedingt mit Qualen und Verzicht gepflastert sein muss.

Vielleicht fragen Sie sich jetzt: „War das alles? Wo sind die strengen Ernährungspläne? Die minutiös getakteten Trainingseinheiten? Die Liste verbotener Lebensmittel?" Tja, all das werden Sie hier vergeblich suchen. Denn wenn ich eines auf meiner eigenen Reise gelernt habe, dann dies: Das Leben ist zu kurz für radikale Diäten und zu kostbar für verbissenes Kalorienzählen.

Stattdessen hoffe ich, dass Sie in diesem Buch etwas viel Wertvolleres gefunden haben: Die Erkenntnis, dass der Weg zu einem gesünderen Lebensstil auch mit einem Lächeln auf den Lippen gegangen werden kann. Dass Rückschläge normal sind und manchmal sogar notwendig (Ja, ich rede von dir, Mitternachts-Schokoriegel!). Und dass der wichtigste Mensch in Ihrem Leben – nämlich Sie selbst – auch dann liebenswert ist, wenn die Waage mal wieder eine andere Sprache spricht als erhofft.

Nehmen Sie aus diesem Buch mit, was zu Ihnen passt. Vielleicht ist es die Erkenntnis, dass Sport auch Spaß machen kann (auch wenn Ihr innerer Schweinehund das noch bestreitet). Oder die beruhigende Gewissheit, dass Sie nicht die Einzige oder der Einzige sind, der beim Anblick eines Kuchenbuffets schwach wird. Möglicherweise auch die Erfahrung, dass der Weg zu einem gesünderen Ich nicht immer geradeaus führt – und dass das völlig in Ordnung ist.

Was auch immer Sie mit auf Ihren weiteren Weg nehmen: Denken Sie daran, dass Rom nicht an einem Tag erbaut wurde (und dass die alten Römer sicher auch nicht jeden Tag Brokkoli gegessen haben). Gehen Sie nachsichtig mit sich um, wenn mal nicht alles nach Plan läuft. Lachen Sie über sich selbst, wenn Sie beim Joggen aussehen wie ein schnaufendes Nilpferd. Und vor allem: Bleiben Sie dran, aber bleiben Sie dabei Sie selbst.

Sollten Sie übrigens in Zukunft mal wieder einen Durchhänger haben oder Motivation brauchen: Dieses Buch wartet geduldig in Ihrem Regal darauf, erneut durchgeblättert zu werden. Vielleicht ja bei einer Tasse Tee (oder einem Stück Kuchen – ich verrate es auch niemandem).

In diesem Sinne: Machen Sie es wie ich – bleiben Sie realistisch, behalten Sie Ihren Humor und denken Sie immer daran: Jeder Weg beginnt mit dem ersten Schritt. Und manchmal führt dieser erste Schritt eben auch mal in die Küche. Hauptsache, Sie bleiben in Bewegung!

Mit einem Augenzwinkern und besten Grüßen
Ihre Mara Kane

P.S.: Falls Sie jetzt motiviert sind, sofort mit dem Training zu beginnen: Auch Lachen trainiert die Bauchmuskeln. In diesem Sinne: Mission erfüllt!

P.P.S.: Und falls Sie sich fragen, ob ich während des Schreibens dieses Schlusswortes Schokolade gegessen habe – kein Kommentar!

Haftungsausschluss

Die in diesem Ratgeber enthaltenen Informationen und Ratschläge dienen ausschließlich zu Informationszwecken. Sie stellen keine professionelle, medizinische oder psychologische Beratung dar. Die Inhalte basieren auf persönlichen Erfahrungen und Beobachtungen der Autorin und sind nicht als Ersatz für medizinische Diagnosen, Behandlungen oder Therapien gedacht.

Bitte konsultieren Sie im Zweifelsfall immer einen qualifizierten Fachmann, wenn Sie gesundheitliche Bedenken oder spezifische Fragen zu Ihrem Wohlbefinden haben.

Jeder Mensch ist einzigartig. Die in diesem Buch beschriebenen Strategien und Techniken können nicht garantieren, dass sie bei jedem gleich wirksam sind.

Die Autorin haftet nicht für eventuelle Schäden oder negative Folgen, die aus der Anwendung der in diesem Ratgeber gegebenen Informationen resultieren.